세상의 모든 경영 미용실에서 배워라

이범식의

뷰티 경영사관학교

이 범 식

- beom7474@hanmail.net

- 現, 건국대학교 산업대학원 향장미용학과 미용경영학 교수
- 現, 미용실 전문 교육, 컨설팅 '이범식의 뷰티경영사관학교' 대표

- **논문** : 석사학위 '참숯을 이용한 두피 관리 및 탈모 개선에 관한 연구'

- **저서**
  - 영화 속 미용경영학(훈민사/2010년 3월)
  - 실전 뷰티 경영학(구민사/2013년 3월)
  - 미용 상담 심리 마케팅(구민사/2013년 9월)
  - 이범식의 뷰티경영사관학교(구민사/2014년 2월)

40년째 미용실을 운영하시는 어머니를 통해 자연스레 미용 현장을 접하였다. 대학에서는 경제학, 대학원에서는 미용산업학과 향장미용학을 전공하였다.
학사장교 #30기로 중위 전역 후 미용사, 이용사 자격증 취득.
미용실 인턴으로 취업 후 미스터 바리깡, 파루크코리아, 리안, 제오&프랑크프로보에서 가맹점 관리와 경영 기획 업무를 담당하였다.

전 소 현

- 동원대학교 뷰티디자인계열 교수

- **논문** : 석사학위 '스파 관리가 여성의 체형 변화에 미치는 영향'

세상의 모든 경영 미용실에서 배워라

이범식의
뷰티경영사관학교

이범식 · 전소현 공저

구민사

'이범식의 뷰티경영사관학교' 이것은 온라인상에 존재하는 미용 경영 정보 교류 카페다.

2009년 건국대 대학원 수업을 진행하던 중 한 학생이 "교수님은 카페나 전문 블로그 없으세요?"란 말에 처음 문을 열게 되었다.

사실 그때까지만 해도 나의 편협한 생각에 내가 만든 자료는 내 수업을 받는 학생에게 조차도 공개하지 않았다. 그리고 그것이 나의 정보 보호차원에서 당연하다고 생각하였다.

그러다 보니 난 기존에 내가 만든 자료만으로 수업을 진행하게 되었고, 나의 강의 자료는 더 이상 늘지 않았다.

매 학기마다의 고민은 미용 경영과 관련된 서적은 숫자도 적었고, 비슷한 내용이 많아 한정된 내용만을 강의할 수밖에 없었다. 그래서 미용 경영과 마케팅만을 전문적으로 다루는 카페를 만들게 되었고, 학생들은 물론 미용경영에 관심 있는 일반인들과도 정보를 공유하였다.

카페를 만들기 전 내가 가지고 있었던 자료가 100여개 정도라면 지금 뷰.경.사에 올려진 자료는 2,000개가 넘는다.

편협한 사고를 탈출하니 가장 먼저 나의 게으름이 없어졌다. 미용 경영에 관련된 자료들을 올리고, 우등회원 이상은 자료도 퍼갈 수 있게 되어 나는 더욱 더 열심히 새로운 자료를 만들게 되었다. 그것이 모여 벌써 4권의 책으로 재탄생 하였다.

이 자리를 빌어 나의 게으름에 채찍질을 해 준 모든 학생들에게 감사한다.

'이범식의 뷰티경영사관학교'에는 지금까지의 미용 경영학 강의를 위한 책과는 조금은 차별화 되었다.

현장에 답이 있고, 현장에서 답을 찾으려는 쉬운 미용 경영학을 강의하려는 원칙에는 변함이 없지만, 이 책에는 아버지를 비롯한 수많은 스승과 멘토들이 등장한다.

또한, 군 생활과 미용실 인턴 시절, 사업에서 성공한 친구 이야기, 현장 컨설턴트로써의 개인적인 경험 등 다방면에 걸친 사례들이 등장한다.

Preface

지금까지의 책들이 미용 경영학을 강의하기 위한 교과서였다면 '이범식의 뷰티 경영사관학교'는 개인적인 진솔함을 토대로 내가 느끼는 미용 경영에 관한 관점과 철학을 독자들과 나누고 싶었다.

건강지게 부제목으로 '세상의 모든 경영 미용실에서 배워라.'라고 하였다.

경영은 크게 인간 경영과 재무 경영으로 나눌 수 있다. 쉽게 말해 '인사가 만사'이듯 사람 관리와 돈 관리로 양분된다.

우리나라에는 10평도 채 안 되는 미용실에서부터 1,000평이 넘는 미용실이 존재한다. 전국 10만 여 개의 미용실에는 정말 복잡하고, 미묘한 이성과 감성이 공존한다. 또한, 산술적인 측정이 가능해보이지만, 꼭 계량화된 결과로 도출되지도 않는다.

미용사의 성향은 일반 피사용자와는 완전히 다르므로 오너라면 유연적 사고와 임기응변도 뛰어나야 한다. 그래서 가장 작은 단위의 미용실 경영을 완벽하게 이해한다면 세상의 모든 경영을 풀어내리라 붙여본 것이다.

이제는 자기 영역이나 분야가 아니라고 해서 막연히 밀어낼 것만이 아니라. 자기 분야에는 스페셜리스트, 타 분야에서는 제너럴리스트가 된다면 자기 분야에서의 독창적인 독보성은 물론, 지식의 비타민 결핍과도 같은 특수 영역의 편협함을 깰 수 있으리라 확신한다.

지금은 카페를 넘어 '이범식의 뷰티경영사관학교'란 이름으로 뷰티 전문 교육과 컨설팅을 하는 회사를 설립하였다. 더 겸손한 마음과 주변 현장의 생생한 이야기에 귀 기울여 뷰티산업 발전에 동참할 생각이다.

4번째의 세상에 빛을 볼 수 있게 도와주신 도서출판 구민사 대표 조규백 사장님과 김효섭 차장님, 책 속에 등장하는 최태부 교수님을 비롯한 많은 미용업계 스승님들께 진심으로 감사드립니다.

또한, 박사 논문을 병행하면서 물심양면 헌신적인 도움으로 원고 작성이 더딜 때마다 용기 불어 넣어준 공동 저자 아내 전소현과 아들 동형에게 감사드립니다.

2014년 2월

이범식의 뷰티경영사관학교 대표 **이 범 식**

C·O·N·T·E·N·T

C·O·N·T·E·N·T

C·O·N·T·E·N·T

prolog

Did you know?

1. 만약 당신이 백만 명 중 한명의 뛰어난 사람이라면,
   당신 정도의 사람이 중국에는 1,300명이나 존재합니다.

2. 중국은 곧 세계 제1의 영어사용 국가가 될 것입니다.
   세계화의 속도가 가장 빠른 나라가 되는 것이지요.

3. 가장 높은 수준의 IQ를 가진 인도 인구의 25%가 미국 전체의 인구보다 많습니다.
   한국의 5배 이상
   다시 말해, 인도의 가장 높은 수준의 지적 능력을 가진 아이들의 수가 미국의 전체 아이들의 수보다 많다는 것입니다.

4. 2010년에 가장 인기 있을 것이라고 예상되는 10개의 직업은 2004년에는 존재하지도 않았습니다.
   우리는 지금 아직 존재하지도 않은 직업을 위해 학생들을 길러내고 있습니다.
   이들은 아직 발명되지도 않은 기술들을 사용할 것입니다.

5. 우리가 문제인지도 몰랐던 문제들을 풀기 위하여 우리는 38세까지 10~14개의 직업을 가질 것이라고 합니다.
   오늘날 노동자 4명중 1명은 현재 회사에 고용되어 근무한지만 1년도 되지 않은 사람들입니다.
   2명중 1명은 근무한지 5년 미만입니다.

6. 2006년 미국에서는 8쌍 중 1쌍이 온라인에서 만나 결혼했습니다.

2008년 2억 명이 넘은 사용자가 개인 블로그에 등록되어 있습니다.

온라인상의 블로그가 만일 하나의 국가라면 세계에서 5번째로 큰 나라일 것입니다.

7. 우리는 지금 정보가 기하급수적으로 증가하는 시대에 살고 있습니다.

매달 구글에서는 310억 개의 정보가 검색되고 있습니다.

2006년에는 이 숫자가 겨우 26억 개에 불가했습니다.

구글이 있기 전에는 그 많은 질문들을 누구에게 했을까요?

8. 1992년 12월 최초로 문자 메시지가 전송되었습니다.

2008년 우리가 하루에 주고받는 문자 메시지는 인류 전체 인구수(60억)보다 많습니다.

이용자가 5천만을 넘는데 걸리는 시간은 라디오는 38년, TV는 13년 인터넷은 4년, 아이팟은 3년, Face Book은 불과 2년입니다.

9. 인터넷 관련 기기의 숫자는 1984년 1,000개, 92년에는 백만 개, 2008년에는 10억 개로 증가했습니다.

영어에는 약 52만 개의 단어가 있습니다.

이 숫자는 셰익스피어 시대의 다섯 배입니다.

뉴욕 타임즈의 일주일치의 발행 분량은 18세기의 사람들이 평생 접했던 정보보다도 훨씬 더 많은 양입니다.

10. 1년 동안에 이 세상에는 무려 4천만 조만큼의 완전히 새로운 정보가 새롭게 생깁니다.

이것은 지난 5000년 동안 생산된 모든 종류의 정보를 합친 것보다 훨씬 많은 수치입니다.
새로운 기술 정보의 양은 2년마다 두 배씩 증가하고 있습니다. 이것은 4년제 공학학위를 시작하는 학생들에게 처음 1년 동안 배운 내용의 절반은 학위 과정 3년차가 지나면 구닥다리가 된다는 것을 의미합니다.

11. NTT(일본통신업체)가 개발한 차세대 광통신 섬유 가닥 하나가 초당 14만조 비트를 전송할 수 있습니다.

이것은 1초에 2,660개의 CD에 달하는 정보 또는 2억 1천만 건의 전화 통화가 가능한 수치입니다.
이렇게 전달되는 정보의 양은 6개월마다 3배가 되고, 향후 20년간은 같은 속도로 증가할 것입니다.

12. 2015년이면 마침내 슈퍼 컴퓨터 연산 능력은 인간의 두뇌를 뛰어넘을 것으로 예상됩니다.

2049년이 되면 단돈 백만 원 상당의 컴퓨터 한 대가 인류 전체의 연산 능력을 능가할 것이라고 전망합니다.

13. 이 순간에도 67명의 아기가 미국에서 274명의 아기가 중국에서 395명의 아기가 인도에서 태어나고 있습니다.

한국 7명

그리고, 69만 4천개의 노래들이 불법적으로 다운로드 되고 있습니다.

이 순간에도…….

자, 이 모든 것은 무엇을 의미할까요?

세상은 우리의 상상력보다 훨씬 빠른 속도로 진화하고 있습니다.

이런 물음과 궁금증에서 뷰티경영사관학교는 출발합니다.

이범식의 뷰티경영사관학교에 오신 것을 환영합니다.

이범식의 뷰티경영 사관학교 Total Beauty Management Solution

세상의 모든 경영 미용실에서 배워라

CHAPTER 1

군 생활 속에서 배운 미용 경영학

1. 모포 13cm 접기와 살롱 재고 관리

대한민국의 신체 건강한 남아라면 누구도 피해갈 수 없는 병역의 의무. 가끔은 신성한(?) 의무라고 포장되기도 한다. 방탕한 대학 생활을 하던 중 군 입대는 차일피일 미뤄졌고, 어차피 가야할 군대 막연히 떠오른 멋진 제복에 이끌려 장교로 지원했던 기억이 생생하다. 지금 생각해보면 당시에는 국가와 민족의 안위를 걱정하는 거창한 우국충절의 절개가 아닌 나름 군대생활 편하게 하고자 하는 얄팍하면서도 다소 불손한 의도가 많았던 것 같다.

하지만, 내가 꿈꾸던 화려했던 장교로서의 군 생활은 이미 훈련소에서부터 깨지기 시작했다. 일반 사병보다 3배나 긴 후보생 훈련 기간은 정신력이 체력을 압도한다는 기존의 생각을 뒤엎기에 충분했으며, 1차적인 육체적 시련부터 상상을 초월하는 모진 훈련들이 줄줄이 기다리고 있었다.

자유라는 명목하의 대학 생활 방종은 소아 비만조차 없었던 내게 청년형 복부 비만을 선물했고, 20대 초반에 이미 지나친 음주와 불규칙한 식사로 역류성 식도염까지 만성이 되어 내 신체 나이를 벌어주고 있었다.

하지만, 내 의지와는 상관없는 규칙적인 생활과 기초 군사 훈련은 3개월 만에 허리를 4인치나 줄여주었고, 내 몸의 일부분이었던 속쓰림도 거짓말같이 사라졌다. 내장형 복부 지방이 사라지니, 자연 무엇을 입어도 옷태가 났으며, 내면의 자신감까지 살아나고 있음을 느꼈다. 진정한 20대의 부활이었던 것이다.

3개월간의 장교 합숙 생활로 비단 몸만 정상으로 돌아온 것은 아니었다. 훈련 기간 중에는 반드시 모포를 내피와 외피를 구분하여 침상 맨 위서부터 13cm로 접고 모포의 4면 끝선을 각을 세워 맞

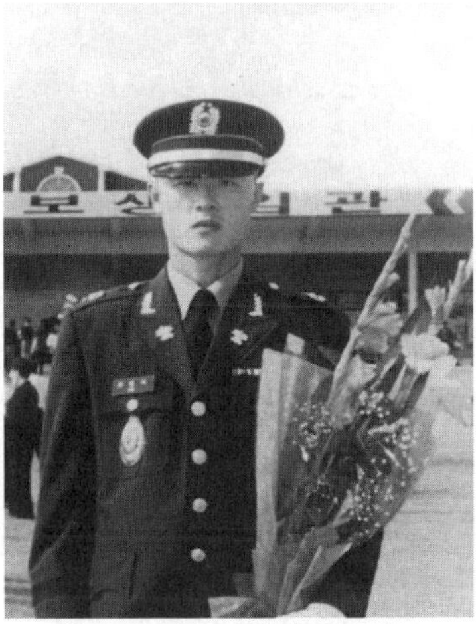
뷰.경.사 이범식 카페지기의 임관식

추어야 한다. 이른바 군대 생활을 경험해본 누구나 아는 '끝선에 정렬이다.'물론, 식사 시간대의 식판 정렬 또한 예외는 아니다.

당시에는 이런 비합리적인 일상을 왜 반복해야 하느냐고 입 밖에 내지 못한 소리 없는 소심한 탄식을 한 적이 있다. 하지만, 훈육 장교님의 서슬 퍼런 벌점은 그 어떠한 처벌보다 무서웠다.

돌아보니 코웃음 쳐질 얘기지만 후보생 기간 중에 벌점이 쌓이게 되면 외출 금지는 물론, 개인 정비 시간을 반납한 채 하기 싫은 화장실 청소나 공공 시설물에 대한 청소를 할 수밖에 없었다.

군대 생활에서 얻은 경험 사회생활에서 전혀 쓰일 데 없다지만 이 말은 사실과는 많이 다른 것 같다. 남자들은 자신이 가진 다양한 직종을 떠나 직장 생활을 하면서도 가끔은 군 시절의 경험을 바탕으로 능숙하게 업무처리 하는 경우가 많다.

개인적인 편협한 견해일지는 몰라도 회사에서 많은 양의 복사 업무를 처리해도 군필자가 미필자보다 작업량이나 시간으로 볼 때 우월하며, 벽에 못 박는 것 하나를 보더라고 군필자가 월등하다.

전역일 만을 손꼽아 기다리며 허송세월을 보내는 소극적인 군 생활보다는 긍정적이며, 보다 적극적인 군 생활이 좋은 사회생활과 직장 생활로 이어지는 경우가 많다는 것이다. 그것이 군 생활에서는 허드렛일이라 할지라도 말이다.

기상나팔 소리와 함께 시작되는 4면의 모포각과 13cm를 맞추며 내피를 접는 일과의 결과는 실제 소위로 임관하여 자대 생활을 하던 중 그 진가가 나타났다. 그제야 모든 훈련에는 그만의 이유가 있음을 알게 되었다.

초임 장교 시절 점호는 사실 어려운 통과 의례 중 하나이다. 이제 갓 소위 계급장을 단 소대장보다 흔히들 말하는 '짬밥'(군대 경력)이 오래된 사병들이 많아 통솔해야 할 사병들이 간부에 비해 부대 안 실정에 밝은 탓이다.

하지만, 습관이 무섭더라고 3개월 아니 임관 후 교육까지 6개월을 4면 모포각과 13cm를 맞춰 접다보니 병사들의 침상 흐트러진 것이 대충 지나가면서도 보였고, 병사 개인 관물대의 정리 상태 또한 한 눈에 들어왔다.

정말로 신기했다. 일일이 자를 가지고 제지 않았음에도 내 눈은 한 번도 틀린 적이 없었으며, 관물대의 조그마한 흐트러짐도 내 눈은 놓치지 않았다.

억울함을 토로하며 자신은 규정대로 했다며 우기는 병사들에게는 자를 직접 대어보기까지 하였는데, 13.5cm로 0.5cm가 초과된 것을 발견하기도 하였다.

다시 한 번 습관의 힘이 무섭다는 말을 실감하는 순간이다.

살롱에서도 중간 관리자의 역할은 외롭다. 고객들을 직접 상대하는 디자이너에 비해서는 경력이 짧고, 원장님을 최측근에서 보필해야 하기에 언제나 질책을 당하기 일쑤다. 또한, 원장님의 의견과 디자이너간의 의견이 대립할 경우 중간에서 곤란한 일을 겪을 때도 많다. 그래서인지 요즘에는 미용 전문 매니저를 구인하는 일조차 힘든 실정이다.

군에서 배운 경험을 토대로 살롱의 중간 관리자를 위한 몇 가지 팁을 마련하고자 한다. 먼저, 가장 중요한 것은 습관을 들이자는 것이다.

중간 관리자의 핵심적인 업무를 꼽자면 고객 응대, 정산, 직원 관리, 재고 관리, 재무 관리 등이 주류를 이루며, 이중에서 가장 놓치기 쉬운 부분이 바로 재고 관리라고 생각한다.

뷰티 살롱에서의 재고 관리는 계량화나 체계적인 정량적이지 못하고, 담당자의 경험이나 감으로 처리해 오는 경우가 많다. 아마도 산업부문에서의 '6-Sigma'가 가장 취약한 구조가 아닐까 생각한다.

이장의 끝에서 '6-Sigma'는 보다 상세히 다루기로 하고, 정리 정돈과 청소에 관한 효율성을 구체적으로 기술한 '청소력(자장을 만드는 힘)'의 에 대해 알아보도록 하자.

「걸레 한 장으로 인생을 바꾼 청소왕, '청소력'의 저자 마쓰다 마쓰히로는 현재 청소력 연구회 및 기업 환경 정비 컨설팅 업체 '헤븐 월드'의 대표다.

한때 사업에 실패하고 이혼까지 겪으면서 심한 우울증에 시달려 인생의 밑바닥까지 내몰렸던 그는 친한 친구가 엉망으로 방치해두었던 자신의 방을 청소해 준 소소한 사건을 계기로 새 삶을 찾았고, 지금의 위치까지 올랐다고 한다.

인생이 끝났다고 생각을 하면서 하릴없이 무기력하게 있던 그는 자신의 방이 깨끗해지자 왠지 모를 기운이 몸 안에 차오르는 걸 느꼈고, 감사하는 마음이 생겨나자 친구를 돕기 위해 친구가 운영하게 되는 청소 용역 회사로 출근하도록 되었다.

그 뒤 10여 년 동안 사무실이나 가정의 하우스 클리닝 관련 일에 종사하다면서 수천 군데의 사무실과 가정을 방문해 청소 용역 일을 해오고 있었다.

그렇게 청소 일을 오래 하다 보니 잘나가는 기업이나 가족 관계가 원만한 소위 부잣집들의 공통점을 발견해질 수 있게 되었다.

이런 곳은 공통적으로 청소가 잘 되어버려 있고, 가구나 기타 물건이 많지 않으면서 심플해질 수 있게 정돈되어서 있었다. 이를 통해서 청소라는 것에는 인생을 호전시키는 힘이 있는 것 같음을 발견하고 '청소력'을 통하여 운의 개선, 마음의 개선을 제창한 이유라면서 청소력 연구회를 발족하였다.

또한, 기업 환경 정비 컨설턴트로서 '청소력'을 도입한 독자적인 기업 발전 프로그램을 계발하여 많은 경영자로부터 높은 평가를 받고 있다.」

「청소력」 원문 내용 발췌

굳이 저자의 말을 인용하지 않더라도 깨끗한 직원실과 탕비실은 실질적인 직원들의 작업 능률과 속도를 높이고, 정리 정돈가 잘 된 재고 관리는 제품 찾는 시간을 단축함으로써 살롱의 생산성을 높일 수가 있다.
따라서, 보다 효율성을 높이기 위해서는 제품의 진열 배열을 일정하게 하여 눈으로 익히는 습관을 들이는 것이 중요하다. 그래야만 제품 전체가 한 눈에 들어오게 되고, 빠진 부분에 대해서는 금방 인지하게 된다.
점판용 진열대의 경우 5단을 예로 들면 맨 아래 하단부에는 비교적 부피가 큰 제품을 진열하여 안정감을 주고, 3열과 4열에는 각각 골든 존, 임팩트 존을 설정하여 가장 잘 판매되는 제품을 5열 4단으로 진열하여 20세트를 맞춘다. 20개씩 제품을 맞추어 진열했으므로, 몇 개가 빠졌는지 한 눈에 금방 알 수 있을 것이다.

이렇듯 일상의 업무를 계속 반복해서 제품의 재고와 정리 상태를 눈으로 익히는 습관을 들인다면 직원 개인의 업무의 효율성은 물론, 살롱의 생산성까지 증대되는 일거양득의 효과를 볼 수 있을 것이다.

좋은 습관을 몸에 기억시키기 위한 '체인징 해빗(Changing Habit)! 주저 말고, 오늘부터 바로 실천에 옮겨 보자.

으랏차차!!!

효율적인 디스플레이 10원칙

1. 고객이 직접 만져볼 수 있도록 진열한다.
2. 될 수 있는 한 많은 양의 제품을 진열하여 구매욕을 높인다.
3. 선반 위에 제품을 잘 진열하되 슈퍼마켓처럼 보이는 것은 금물
4. 제품을 주기적, 계절별로 재배치하여 고객이 제품 진열에 관심을 갖도록 유도한다.
5. 판매 및 진열 기준표를 작성하여 준수한다.
6. 모든 직원이 최신의 제품지식 보유한다.
7. 사전에 프로모션 계획 수립한다.
8. 머천다이징을 위하여 윈도우를 적극 활용한다.(조명도 적절히 연출한다.)
9. 창의적이고 조직적인 직원을 책임자로 선별한다.
10. 매일 먼지 제거 및 제품 재진열 작업을 한다.

6-Sigma

식스 시그마는 이때까지 경험이나 감으로 처리해오던 문제 해결 방법을 계량화하고, 과학적이고 체계적인 절차를 통하여 경영 각 부문을 개선하는 경영 혁신 운동이다.

식스 시그마 활동의 기본적인 추진절차는 DMAIC라는 다섯 단계로 구성되어 있다.

(1) DMAIC 구성 5단계

① **D**efine단계 : 개선하고자 하는 문제가 무엇이며, 추진 목표는 무엇인가를 결정하는 정의 단계

② **M**easure단계 : 현재의 상태를 파악하는 측정 단계

③ **A**nalyze단계 : 개선 대상 즉, 문제가 발생하는 원인과 형태 등을 알아보는 분석 단계

④ **I**mprove 단계 : 분석을 통하여 파악한 문제점에 대한 해결 방안을 찾아 적용하는 개선 단계

⑤ **C**ontrol 단계 : 개선된 결과를 지속적으로 유지하기 위한 관리 단계

즉, 문제를 정의한 후 측정하여 분석하고 그 문제에 대한 개선을 하여 지속적으로 관리하는 DMAIC 다섯 단계로 구성되어 있다.

(2) 6-Sigma 교육

식스 시그마를 추진하는 사람은 크게 네 가지 층으로 구분되어 있다. 그 각각의 층을 식스 시그마의 창시자인 마이클 해리 박사

는 Green Belt, Black Belt, Master Black Belt, Champion 으로 명칭을 부여 하였다.

다름 아닌 태권도에서 힌트를 얻었다고 한다. 이런 4가지 계층에 대한 각각의 교육 프로그램이 구성되어 있다.

① Green Belt : 가장 먼저 개선될 팀원(약 5일)

② Black Belt : 개선의 실질적인 리더(약 20일)

③ Master Black Belt : 살롱 내 중간 관리자(약 10일~15일)

④ Champion : 살롱을 총괄하는 오너와 임원급(3일~5일)

(3) 6-Sigma 교육의 기대 효과

과거에는 당장 눈에 보이는 낭비를 제거하거나 목소리가 큰 사람, 상급자의 의견에 따르는 주로 감에 의한 문제 해결이 많았다면 식스 시그마 교육을 통하여 사실 즉, Data에 입각한 분석, 해결을 함으로써 누구나 객관적으로 수긍할 수 있는 문제 해결 능력을 배양시킬 수 있다.

(4) Lean Six Sigma

식스 시그마란 경영 혁신 기법이 세상에 발표 된지도 약 20여년이 지났다.

그 동안 식스 시그마 기법은 그동안 꾸준히 진화되어 왔는데 '일본 도요다' 생산 방식을 미국식으로 재정립한 Lean의 이론은 주로 낭비 제거를 통한 생산성 향상에 초점이 맞추어져 있다.

여기에 품질 개선을 통한 비용 절감을 주목표로 하는 Six Sigma 이론과 접목하여 시너지를 창출할 수 있는 Lean Six Sigma 기법으로 탄생하였다.

이 Lean Six Sigma기법은 미국에서는 제조업보다는 서비스업에 많이 적용되고 있다.

일례로 스탠포드대학 병원에서는 Lean Six Sigma를 적용하여 수술비용을 약 40% 절감함과 동시에 수술 사고율을 7%에서 3%로 약 60%를 감소시켜 이중적인 효과를 거둔 사례도 있다.

우리나라에서는 서비스업이 제조업에 비하여 혁신 활동이 크게 미약하다.

우리나라의 서비스업이 글로벌 기업과 경쟁하기 위해서는 Lean Six Sigma 활동 등을 통하여 경쟁력 제고에 힘써야 하겠다.

2. 군대 편제와 살롱 조직 관리

과연? 사람은 몇 사람까지 직접적인 통제가 가능할까? 한 심리학적 연구에 의하면 사람 1명이 완벽하게 통제 가능한 인원은 4명까지라고 한다.

산업화가 시작되고 본격적인 시스템을 통해 보다 많은 인원을 효율적으로 통제하기 위한 조직 관리가 뷰티 산업에서도 서서히 대두되고 있다.

10인 이상의 대형화된 미용실과 피부 관리실에서는 체계적인 조직 관리를 위해 팀 체제로 전환하는가 하면 기존에는 없던 직급을 신설하여 직원들과 팀을 통제하기에 이른다.

그렇다면 군대의 편제는 어떨까?

군대의 편제는 가장 이상적인 편제임과 동시에 가장 비현실성이 공존하는 아이러니한 편제이다.

군대 편제가 가장 이상적인 이유를 꼽으라면 직접적인 통제가 가능한 4명을 가장 효율적으로 관리하고 있다는 것이고, 비현실성이라는 근거는 바로 근시안적인 명령 체계에 있다 하겠다.

군대는 맹목적인 명령을 강조하는 상명하복의 방식이라, 상사의 명령에 개인의 판단에 준하는 어떠한 이유나 거부 의사를 표현할 수 없다.

대표적인 보병의 편제를 예를 들면 가장 작은 편제인 분대는 1, 2, 3, 화기분대로 나뉘고, 분대장이 각각의 분대원을 통솔한다.

이렇게 모인 4개 분대는 1개의 소대가 되고, 1명의 소대장은 4명의 분대장에게 작전과 명령을 하달한다. 4개의 소대는 다시 1개의 중대가 되고, 4개의 중대가 모여 1개의 대대를 형성한다.

이와 같은 원리로 규모에 따라 상급 부대인 연대, 사단, 군단, 사령부로 나뉜다.

아래 표를 보면 군대 조직 편제를 보다 상세히 한 눈에 파악할 수 있을 것이다.

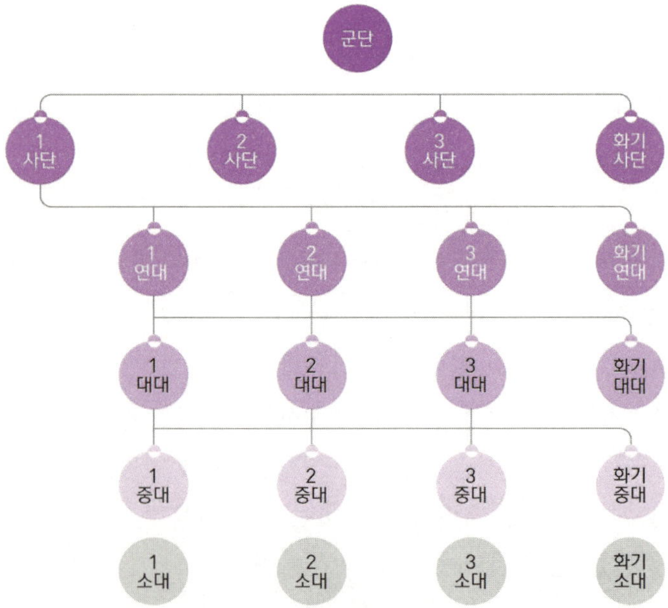

육군 보병 조직 편제

군대 조직은 긴박한 전시 상황에 대비하여 즉각적인 명령과 작전 하달이 있어야 하기 때문에 1명의 사단장은 4명의 소속 부대 연대장에게 작전을 지시하고, 다시 연대장은 4명의 대대장에게 그리고 중대장, 소대장, 분대장에게 작전과 명령을 하달하여 가장 빠른 시간에 가장 주요한 병력들을 통솔하게 된다.

1명이 4명을 통솔하는 방식은 가장 정확한 명령 하달임과 동시에 가장 신속하게 전달되는 장점이 있다. 이른바 '블루오션 전략'에도 소개된 바 있는 '킹핀의 원리'적용이다.

볼링에서 킹핀(1번 핀)을 명중시키면, 나머지 핀들도 연달아 쓰러진다. 조직에서도 킹핀을 잘 겨냥하면 모든 사람들을 일일이 붙잡고, 문제를 설명할 필요가 없어진다. 킹핀이 영향력을 발휘하면, 결국 모두가 감동을 받고 변하기 때문이다.

헐리웃 영화의 단골 촬영지이자, 패션과 증권의 도시 뉴욕. 하지만, 끊이지 않는 범죄율 상승으로 관광객과 시민들은 화려한 도시 이면에 남긴 불안에 떨고 있으며, 시민의 안녕과 치안을 담당하는 경찰관들에게는 여전히 풀어야 할 숙제로 남아있다.

뉴욕 경찰청장으로 새로이 부임한 브랜튼 청장은 우리나라의 군대 편제와 유사한 킹핀의 원리를 뉴욕 경찰서에 적용하였다.

먼저, 브래튼은 76개 구역의 경찰서장들을 핵심 영향력자인 킹핀으로 삼았다. 각 구역의 경찰서장은 200~400명에 이르는 경찰관들을 직접 지휘한다.

따라서, 76명의 경찰서장을 격려하고 장악하는 것은 결국 3만 6,000명의 경찰 병력을 감동시키고, 동기를 부여하여 새로운 경찰 전략을 받아들이도록 하는 파급 효과를 일으킨다.

브래튼의 전략은 거대한 도시 뉴욕 자체를 블록별로, 구별로, 동네별로 나누어 책임자를 설정하고, 그들의 역량을 통해 치안을 강화하였다.

그의 도전과 계획에 미국 시민 대다수는 반신반의 했으며, 일부 시민 단체는 허황된 주장이라며 반박했다. 한 사람의 역량으로 미국 중에서도 가장 위험한 거대 도시가 가장 안전한 도시로 변한다는 것은 말도 안 된다는 반응이었다.

하지만, 브래튼 청장의 부임이후 거짓말처럼 뉴욕의 범죄율을 하락하였으며, 그가 퇴직할 당시 뉴욕은 미국 내에서 가장 낮은 범죄율을 기록하게 되었다.

뷰티 산업에서도 양극화가 심해짐에 따라 미용실도 10명 이상 아니 20명 이상의 직원이 근무하는 대형 살롱에서는 조직의 시스템화가 필수적이다.

최근 일산에 유명 쇼핑몰에 입점한 OO미용실의 경우, 살롱의 평수만 천 평이 넘고, 근무 직원 또한 100여명에 달한다. 이와 같은 구조에서는 한 명의 오너가 실질적인 직원관리가 어렵기 때문에 보병의 편제와 같은 중간 관리자와 팀장을 육성하여 팀 체제로 운영되어야만 효율성이 증진되고, 생산성이 향상될 것이다.

각각 중간 관리자를 양성하여 마케팅 책임자, 트렌드 및 기술 책임자, 접객 책임자, 재고 관리자 등으로 구분하고, 개별 디자이너와 인턴은 멘토와 멘티로 묶어 각자의 목표 관리법에 의한 MBO를 적용하여 선의의 경쟁을 시킨다면 개인의 매출 향상은 물론, 살로의 생산성 증대와도 직결될 수 있다.

아울러, 외부 강사를 통해 주기적인 CS점검과 마케팅에 대한 전략적 교육을 함께 병행한다면 직원들의 이직율은 감소하며, 실질적인 근로 시간이 감소하여 직원 개인의 매출과 이익률을 높일 수 있다.

CHAPTER 2

초보 미용사의 틈새시장 공략법

(수다 Staff 최고 매출 달성!! 1,680만원)

1. 나 스스로를 SWOT 분석하라. : 위기 = 위험 + 기회

밀레니엄을 앞둔 1999년의 겨울 유난히도 눈이 많이 왔다. 당시 압구정동 OO 미용실 Staff으로 근무하던 필자는 헤어 케어 서비스를 보조하고, 고객을 접객하는 일 외에도 많은 부분의 일들을 해야했다.

비단 필자뿐만 아니라, 지금도 살롱에서 직급이 가장 낮은 Staff은 주업무 이외에도 할 일들이 많은 것 같다.

그 중에 하나가 바로 자동차 발렛 파킹이었다.

젊음과 열정의 압구정동 로데오거리. 과연 이곳이 한국이 맞을까 싶을 정도의 의구심이들 만큼 당시에는 외제차들이 즐비하였다. 물론, 지금도 고급 승용차과 일반인 트렌드 세터가 인산인해를 이룬다.

필자가 근무하던 OO미용실의 단골 고객이자 연 VIP회원인 P사모님의 차는 최고급 사향의 독일 B모델이다. 고급 승용차일수록 후륜 구동이 많아 정말 눈길에는 취약하다.

전문 발렛 파킹 요원들이 없이 그나마 남자 Staff들이 고객님의 차를 주차 대행해주고 있었는데, 그날따라 눈이 많이와 지하 주차장 입구부터 미끄러져 차 앞부분에서부터 옆문까지 파손되는 사고가 났다.

단순 사고라고 생각했었는데, 문이 열리지 않을 정도로 파손 정도가 심했던 것이다. 지금 생각해도 너무 놀라고, 황망스런 순간이었다.

사실을 그대로 원장님과 고객님께 전달할 수밖에 없었는데 고객은 너무 화가 나서 현장에서 육두문자를 날리고는 헤어 서비스를 받지 않고, 그대로 나가버렸다. 이후 이틀 뒤 살롱에는 차량 수리와 수리 기간 동안의 동급 외제차 리스 명목으로 1,200만원의 견적서가 날아왔다.

당시 나의 월급은 18만원이었다. 고객님의 성의 표시로 받는 팁을 포함한다 해도 한 달 평균 40만원 미만의 최저 급여 수준에도 못 미치는 급여 생활자였다. 원장님께서 먼저 자동차 파손에 대한 부분을 정산하였고, 난 3년간 근무한다는 이른바 근로기준법에도 없는 노예(?) 계약서에 자의반 타의반으로 서명을 해야 했다.

서명을 한 후 미용실 건물 옥상에 올라와서 담배를 피우자니 나도 모를 서러움에 복받쳐 하염없이 눈물이 흘러내렸다. 정말 어디로든 도망가고픈 심정뿐이었다.

차량 파손비 물어주고 미용을 포기할까도 생각했지만, 이대로 접자니 미용을 반대하던 가족과 지인들의 모습들이 그려졌고, 내 자신의 나약함이 그대로 드러나 보이는 것 같아 싫었다. 그러면서도 내 마음속에는 또 다른 오기도 발동하였다. 극과 극은 통한다고 새로운 기회가 꿈틀거림을 본능적으로 느낄 수 있었다.

"남들과 다르게 생각하자. 난 이미 미용을 시작하기엔 나이도 많다. 무엇이든 변화해야 한다. 어떻게든 나를 단련하고, 내가 변해야만 살아남을 수 있다. 내가 가진 강점과 약점이 무엇이며, 약점을 어떻게 기회요소로 만들어 위협을 제거하지……."

갑자기 대학 시절에 배운 SWOT분석이 생각났다. 위기가 기회가 함께 오듯 정말 기가 막힌 타이밍에 기업의 상황 분석을 위한 SWOT이 떠오른 것이다.

SWOT 분석

기업이나 조직, 혹은 개인 간, 경쟁사별간의 상황 분석을 하기 위해 강점, 약점, 기회, 위협요소를 파악하는 마케팅 기법으로 앞글자의 이니셜을 붙여 만든 용어다.

S : Strength(강점)
W : Weakness(약점)
O : Opportunity(기회)
T : Threat(위협)

그럼, 나 자신을 적나라하게 있는 그대로 분석해 보고자 했다.

실전 SWOT 분석 사례

대상	이범식
성별	남
생년월일	74.7.23
당시나이	28
미용경력	1년 미만
직급	Staff
주요업무	고객 접객, 샴푸, 시술 보조
가시적 살롱 매출	20만원 미만(Retail)
살롱 생산성	낮음
매출 기여도	낮음

정말 미용 쪽에서는 어디하나 내세울 것 없는 형편없는 약점들로만 가득하다. 하지만, 이러한 약점을 기회 요소로 삼아 다른 관점의 강점으로 승화시켰다.

그럼, 보다 구체적인 사례에 대해 알아보자.

2. 자연으로 돌아가세요. 최초의 식물성 천연 염모제 '헤나'

첫 번째는 나의 돌파구는 헤나였다. 암모니아와 파라페닐렌디아민에 기초하고 있는 알카리성 염모제는 고객들의 다양한 칼라 욕구를 충족시키는 기초 화학의 또 다른 승리였다.

또한, 유멜라닌 계열의 동양인이 다양한 헤어 칼라를 구현하기 위해서는 먼저 과산화수소를 통해 색을 빼야했다. 이 과정에서 모발의 단백질도 같이 빠져나가 모발은 손상 정도가 심해져 윤기를 잃은 채 푸석푸석해지고 만다.

90년대 초가 다양한 헤어 칼라의 전성기였다면 90년대 후반에는 하이라이트 칼라의 침체기였다. 고객들은 이제 스타일뿐만 아니라 모발 손상에 대한 우려와 걱정으로 모발 케어에 관심이 서서히 높아져 가고 있을 때였다.

당시의 점판용 제품만을 보아도 자연에서 추출한 천연 성분을 강조하는 제품들이 많았고, 조조바 오일이나 야자유 등과 같은 천연 계면활성제가 함유된 샴푸류도 등장하였다.

인류 최초의 식물성 염모제 헤나는 고대 이집트에서부터 기원을 찾을 수 있을 정도로 오랜 역사를 지닌 자연으로부터 선물 받은 천연 염모제이다.

헤나는 인도의 라자스탄 지방과 같이 비가 적게 오고, 기온이 높은 지역에서 잘 자생하는 부처 꽃과에 속한 관목이다.

헤나의 열매와 줄기에서 추출한 이 천연 염모제는 모발의 염색은 물론 모발 케어 효과까지 있었다. 하지만, 단점으로는 다양한 색의 구현이 어려워 어두운 톤 몇 가지로 제한돼 있었고, 이를 극복하기 위해 화학자들의 노력으로 지금의 알칼리성 염모제가 개발되었다.

지금의 알칼리성 염모제가 과학을 바탕으로 한 훨씬 진보된 모발 염색의 혁명이었음에도 불구하고, 당시에는 천연이라 하면 무조건 좋은 제품으로 인식되었고, 가격 또한 높게 받을 수 있었다.

이제 미용을 시작한지 채 1년 정도 안 된 나와 같은 초보 미용사에게는 그 자체가 또 다른 기회였다. 헤나는 알칼리성 염모제와 같이 1제와 2제의 배합이 없으며, 또한 열이 많은 두피 쪽을 피해서 도포해야 하는 번거로운 작업 과정이 없다.

따라서, 나같은 초보 Staff은 클레임 없이 손쉽게 칼라링 시술을 할 수 있었다. 헤나 시술은 헤나 가루를 물에 타서 두피부터 모발 전체를 도포하기만 하면 되는 것이다. 말 그대로 굳이 미용사가 아니어도 누구나 손쉽게 할 수 있을 정도로 작업 과정이 단순하다. 하지만, 단순한 작업 과정에 비해 시술 가격은 30만 원대 이상으로 고가였으며, 한번 시술해 본 고객들은 재차 반복해서 시술하는 경우가 많아 고액권의 티켓팅의 유도가 그리 어렵지 않았다.

이런 장점들을 근거로 미용실을 방문한 모든 고객들에게 헤나의 역사와 장점에 대해 얘기하기 시작했다. 당시 같이 근무했던 직원들은 같은 말을 매번 똑같이 반복한다고 듣기 싫다고 하기도 했지만, 고객들은 매일 바뀌니 상관없었다. 그렇게 많은 말들을 고객들에게 하다 보니 20명 중에 한 명이, 10명 중에 1명으로 주기가 단축되었다.

원장님은 신기했는지 시술도 직접 나에게 맡겨주셨고, 그렇게 1년 미만의 초보 미용사는 비로소 자신의 이름으로 살롱의 매출을 기록할 수 있었다.

저자의 경험으로 고객 상담시 듣기 좋은 미사여구나 논리 정연한 화법보다는 일단은 같은 말이라 할지라도 말을 많이 하는 것이 매출 상승의 비결이고, 지금도 말이 많은 디자이너가 평균 매출이 높게 집게 되고 있다.

"매출을 올리고 싶은가? 그렇다면 오늘부터 당당히 수다맨이 되자."

3. 이제는 치아뿐만 아니라 두피에도 스케일링하세요.

두 번째는 두피 클리닉이다.

모발에는 다양한 주요 기능이 있다. 체온 유지 기능, 두피 보호 기능, 미적 기능 등 이 중 가장 중요한 기능을 꼽으라면 단연 미적 기능일 것이다.

탈모는 실제적인 육체적 고통을 수반하는 질환은 않지만, 노안 등 외모로 인한 정신적인 고통이 뒤따른다.

여기서 잠깐, 탈모에 관한 재미있는 통계에 대해 알아보자.

탈모로 고민하는 인구 수

남성	여성
336만 명	295만 명

대략, 우리나라 국민 8명 당 1명꼴로 탈모로 인한 고민을 하고 있는 셈이다. 또한, 외국인과 비교할 때 우리나라 여성의 모발 수는 서양 여성보다 54%나 적고, 성장 속도 또한 15% 느리다.

모발의 굵기는 우리나라 여성에 서양 여성에 비해 1.2배 굵어 모발이 빠지면 표면상 훨씬 더 머리 빠짐 상태가 두드러져 보이게 된다.

마지막으로 재미있는 사실은 외관상의 증상은 남자에게 나타나지만, 실제 시술이나 관심은 여성들 사이에서 높다는 것이다.

두피에 대한 고객들의 90년대 초 피부과를 중심으로 확산되었다. 당시 미용실에서는 두피의 전문 관리가 신뢰성의 부족으로 고객의 관심 밖이었으나 90년 후반 외국계 브랜드의 도입으로 청담동, 압구정동 일대 고급 미용실에서 높은 객단가를 받으며, 고객을 유치할 수 있었다.

초보 미용사인 나는 무조건 고객의 관심을 끌기 위해 대기 하는 모든 고객에게 250배율의 두피 진단기를 촬영하여, 고객의 두피 상태를 보여주었다.

두피 상태를 육안으로 보기 어려웠던 고객들은 자신들의 두피 상대를 보고 경악하기 시작했다. 각화 현상에 따른 건성두피, 피지 분비가 많은 지루성 두피, 심지어 모낭 충까지 발견된 경우도 있었다.

고객의 관심이 높아지자 지금은 낯설지 않은 용어이지만 두피 스케일링, 헤드 스파, 헤어 성형 등 나만의 방식으로 이름 붙어 고객들을 시술하기 시작했다.

반응은 놀라웠고, 1회 관리 받은 고객님이 소개 고객까지 데리고 왔으며, 자신의 말끔해진 두피를 보라며, 나대신 홍보까지 해주고 있는 진풍경이 연출됐다.

두피에 재미와 관심을 붙인 나는 건국대 향장학과 석사과정 졸업 논문에서도 '참숯을 이용한 두피 관리 및 탈모 개선에 관한 연구'라는 제목으로 탈모 관련 논문 제출하였는데 영광스럽게도 이 주제의 논문은 2004년 졸업 당시 최우수 논문상을 수상하기도 하였다.

두피 시술은 헤나 시술과 마찬가지로 1회 시술에 머무는 경우가 없고, 대개는 5회에서 10회까지 연장 시술을 해야만 효과를 볼 수 있다. 또한, 두피 관리를 받는 동안 식이요법과 운동요법을 병행한다면 탈모의 예방과 지연 효과는 정말 탁월하다.

초보 미용사를 찾아주는 고마운 고객이시기에 내게 두피 관리를 받는 고객에게는 한 분 한 분 정성껏 미네랄 요법이라는 이름하에 두피와 모발에 좋은 음식들과 음식물에 포함된 미네랄 요소들을 꼼꼼히 정리하여 건네주었다. 그리고, 차트 기록을 통해 고객의 가시적인 효과가 수치로 보여질 수 있도록 그래프 화하여 고객의 이해를 도왔다.

나름의 성공 사례를 요약하자면 탈모의 증상이 발견된 고객의 관심과 걱정을 높여 시술을 유도하고, 시술과정에서의 불안감 해소를 통한 상담과 성의 있는 시술 그리고, 미네랄 요법을 통해 고객의 신뢰와 고마움이 발현되었다. 이른바 고객과의 소통이 이루어졌으며, 그렇게 소통된 고객님은 강력한 마케터가 되어 소개 신규 고객을 늘려주었던 것이다.

초보 미용사에서 한 단계 도약한 트리퀄리지스트가 된 것이고, 나의 시작점을 알린 두피에서의 작은 성공은 지금 생각해도 정말 짜릿하다.

4. 집에서도 예뻐지세요.

마지막 나의 전략은 고객용 점판 제품의 판매였다. 물론, 이 전략 역시 고객의 심리에서부터 발전되었다.

아이러니하게도 미용실을 찾는 고객의 대표적인 불만은 살롱에서는 예뻐지는데 집에만 가면 미용실에서처럼 연출이 안 된다는 것이다. 말 그대로 정말 아이러니하다.

아마 집에서도 고객이 손쉽게 헤어스타일을 자유자재로 연출할 수 있다면 우리 같은 미용사는 지구상에 존재할 필요가 없을 것이다.

강호동이 진행하는 인기 프로그램 '스타킹'에서도 차홍 원장님이 등장하여, 셀프 홈 관리 헤어스타일을 선보였고, 일반인들 사이에서 반응은 폭발적이었다.

고객을 위해 셀프 스타일을 선보였다고는 하지만, 역시나 집에서는 미용실에서처럼 되지 않는다. 하지만, 그 스타일을 선보였던 미용사의 말이 뇌리에 남게 된다. 고객이 파마를 하는 이유도 집에서도 헤어스타일 관리를 손쉽게 하기 위해서라고 한다.

내가 지금도 미용 경영학의 바탕위에 심리학과 뇌과학에 미쳐서 날뛰는 이유도 여기에서 비롯된다.

일반적으로 고객이 홈케어 관리를 하기 위해서는 반드시 전문적인 헤어 제품이 병행된다. 거기에 고객의 취향까지 더해진다면 히트 상품으로 불리게 되어 점판 비율을 높일 수 있게 된다.

보다 경제적인 관점에서의 과학적 접근법을 앞세워 품목별 시간당 생산성을 비교해보자.

시술별 PPH(Product Per Hours) : 시간당 생산성 비교

	금액	시간	재방문 주기	소모량	비고
펌	60,000원	120분	2~3개월	펌제	수도세, 전기세, 기타 스타일 제품류 제외
커트	15,000원	15분	1개월 이내	없음	
리테일	25,000원	2~3분	스타일 방문시	없음	

위의 표에서 보는 바와 같이 보통 미용사는 당장의 눈앞에 객단가가 높은 펌 시술을 선호하지만 시간과 재방문 주기, 사용 제품을 감안한다면 펌보다는 커트가 커트보다는 리테일이 시간당 생산성이 높음을 알 수 있다.

경제학에서는 기회비용이라 하여 반드시 시간(T)이 추가되어 비용을 산출하게 된다.

한정적인 화학 시술만을 놓고, 직원들과 경쟁할 것이 아니라 남들에게는 보이지 않는 시간을 비용으로 환산해보자. 고객은 살롱 문을 나설 때만 이뻐지고 싶은 것이 아니라 가정이나 회사, 일상에서 늘 예뻐지고 싶어한다는 것이다.

그리고, 마지막으로 명심하자.

고객이 미용사에게 사가는 것은 헤어케어 제품이 아니라 미용사의 신뢰를 산다는 것이다.

CHAPTER 3

생활 속 실천 미용 경영학

1. 지하철 앉아서 가기

매학기 매수업마다 미용 경영학을 공부하고자 하는 학생들의 얼굴은 사뭇 진지하다. 나름 어려운 과목이라 생각하고, 미리 겁을 집어먹은 듯하다.

비단 현장에서 미용실이나 피부 관리실을 직접 운영하시는 원장님들 또한 미용 이론이나 실기 수업 때와는 달리 긴장한 표정이 역력하다.

남다른 수업 태도를 보이며, 하나라도 놓치지 않으려고, 메모를 열심히 하나 중간고사나 기말 고사를 통해 얻어진 결과물은 실망스럽기 그지없다.

벌써 9년여를 반복하다보니 피교육생은 달라져도 핑계는 한결같다. "아무리 열심히 외워도 외워지지 않아요.", "용어가 생소해서 전혀 이해가 되지 않아요." 등 주로 어렵다는 반응이다.

이제 막 대학 생활을 시작하는 새내기 입학생이건 살롱 운영 경력이 10년이 넘은 원장님들이건 미용 경영학을 배우려는 모든 미용인에게 얘기해 주고 싶다.

미용 경영학을 산술적인 생각으로 이해하고, 외우려하지 말고, 가슴을 열고 생활 속에서 미용 경영학 받아들이라고…….

자, 그럼 이제는 생활 속에서 자연스럽게 미용 경영학을 공부해보자.

그 첫 번째가 바로 지하철 앉아서 가기 전략이다.

(1) 일찍 출근해라.

서울, 수도권에서 출, 퇴근 하는 직장인들은 대부분 대중교통인 지하철을 이용한다. 출근 후 본 업무에 앞서 경쟁이 시작되는 곳이다.

동시간대의 비슷한 출근 시간에 맞춰 많은 사람들이 지하철을 이용하다보니 자연 사람들 틈에 이리 치이고 저리 치이면서 신경전과 체력전이 곳곳에서 난무한다. 그 치열한 인생의 틈바구니에서 우아하게 앉아서 가는 승객들을 보면 마냥 부럽기만 하다.

앉아서 가는 승객들을 막연히 부러워만 하지 말고, 오늘부터 우리도 편하게 앉아서 목적지까지 가보자.

지하철에 앉아서 가기 위해서는 직장인들이 밀집한 시간대를 피해 30분만 먼저 서두르자. 치열한 경쟁을 제치고, 당신도 편안히 앉아서 갈 수 있다.

장사건 사업이건 경영 불패 신화를 이룬 주인공들은 대부분 간판 불을 가장 일찍 켜고, 가장 늦게 껐다고 한다. 미용실에서도 이런 경우는 심심찮게 찾아볼 수가 있다. 아침 일찍부터 모임에 앞서 문을 연 미용실을 찾아 동분서주하는 고객이 있는가 하면, 미용실 평균 매출의 40%는 주로 8시~10시 사이에 발생한다.

아침 일찍부터 매출을 올리기 위해 서두르라는 것이 아니라, 그렇게 남다른 모닝 서비스를 받은 고객은 그 살롱에 대한 고마움을 느껴, 재방문율이 높아지게 된다. 또한, 늦은 시간대에 매출이 높은 이유는 20~30대의 직장인 미혼 여성의 비율이 높아, 자연 객단가가 향상되기 때문이다. 이 층은 주로 스타일과 케어에 대한 관심이 타 연령대에 비해 객단가가 아주 높게 나타난다.

참고로 다소 내용은 다를지라도 호손의 실험에서도 작업장의 조도(Lux)가 높을수록 작업자의 생산량이 증대하는 것으로 나타났다. 미용실이나 피부 관리실의 간판 자동 타이머를 여름과 겨울로 나눠 각각 소등과 점등을 달리한다면 신규 고객의 비율과 객단가가 높은 양질의 고객을 유치할 수 있을 것이다.

(2) 사전 정보에 밝아야 한다.

일찍 일어나는게 힘든 사람이 지하철에 앉아서 가기 위해서는 사전 정보에 밝아야 한다.

먼저, 지하철 입장할 때부터 노약자나 장애인 표시가 된 칸에는 아예 승차를 하지 않는다. 이를테면 출발부터가 달라져야 한다는 것이다.

노약자나 장애인, 임산부석은 공석이라 할지라도 편안히 앉아서 갈 경우 승객들의 보이지 않는 따가운 눈총을 받을 수 있고, 마음 또한 편치 않다.

또한, 일반석에 비해 좌석 숫자도 많지 않아, 경쟁에서 쉽게 밀리기 십상이다.

두 번째는 환승역을 잘 관찰하여야 한다. 지하철의 환승역은 승객들의 승차와 하차가 빈번한 중요한 포인트이다. 환승 지점과 가까운 승객 저지선의 번호를 사전에 파악하여 그 번호에서부터 미리 지하철을 기다릴 경우 앉아서 갈 확률이 높다.

세 번째는 승객 한 사람 한 사람을 잘 관찰하여야 한다. 먼저, 교복을 입은 학생들이 많다면 학생들은 학교에 맞춰 하차하는 역이 정해져있으므로, 하차하는 역을 기억하였다가 내리는 역에 맞춰 근처에서 미리 서서 기다리면 된다.

말끔한 양복을 입은 승객이 많을 경우 주로 오피스가 몰려 있는 역에서 하차할 확률이 높으므로, 오피스가 밀집된 역에 맞춰 기다린다.

성공적인 미용실이나 피부 관리실을 운영하기 위해서도 사전 정보는 필수적이다. 반경 500m 내의 상권 분석은 물론이고, 동일 상권 내의 고객 정보 또한 빠뜨릴 수 없는 핵심 내용이다.

반경 500m는 보통 여자 걸음으로 15분, 남자 걸음 10분 이내로 고객이 방문할 확률이 가장 높다. 따라서, 살롱을 중심으로 반경 500m의 경쟁업체 수, 경쟁업체 가격, 규모, 프로모션, 제휴 가능 이업종, 직원이 많은 회사, 기타 고객 유입이 많은 극장, 놀이시설 등에 대한 사전 분석이 필요하다.

아울러, 주의 할 것은 같은 지역, 같은 상권이라 할지라도 계절별로 조금씩은 달라지므로 6개월이나 1년에 한 번 정도의 다리품이 반드시 필요하다.

반경 500m의 상권 파악을 마쳤다면, 그 인근의 인구와 고객 성향이 중요하다. 베드 타운의 경우 실제 인구수는 많지만, 유동 인구가 적고, 평일과 주말의 상주인구가 다르다. 집과 일터가 다르기 때문이다.

또한, 미용실과 피부 관리실의 경우 20~30대의 여성 고객이 많이 유치되어야만 매출이 높아지므로, 주 타겟과 보조 타겟을 구분하여 고객을 분리하고, 마케팅 정책을 펼쳐야 한다. 살롱 성공의 확률을 높일 수 있다.

(3) 훼이크 모션(Fake motion)에 주의하라.

지하철에 앉아서 가려는 의지가 강한 만큼 상대방의 얕은 트릭이나 훼이크 모션에 쉽게 휘말리는 경우가 종종 있다. 가끔 엉덩이를 들썩이며, 이리저리 둘러보는 등 하차를 준비하는 승객 보여 근처에서 기다리면 계속 앉아서 가는 경우가 있다. 한 마디로 짜증난다.

마지막으로 미용실이나 피부 관리실을 잘 운영하다가도 트릭이나 사기에 주의해야 한다. 기술을 천직으로 알고, 고객들의 모발을 정성스레 시술해주시는 원장님들의 경우 알지도 못하는 문서에 사인해서 낭패를 본 경우가 허다하다.

또한, 소득이 일정치 않은 영세 자영업자의 경우 제 1 금융권 대출이 쉽지 않아, 필요한 긴급 자금을 제 2 금융권이나 기타 대부업체에 의뢰해서 대출을 받는 경우가 있는데, 이자율이 상상을 초월한다.

매일 현금을 만지니 일수와 같은 손쉬운 대출을 찾기 쉬우나 번거로운 절차 없이 쉬운 대출은 그만큼 리스크가 높다는 사실을 정확하게 인지하여야 한다.

가족을 제외한 단골손님의 연대 보증 또한 쉽지 않은 유혹인데, 보증만큼은 어떠한 일이 있더라도 절대 서지 않는 것이 좋다.

사람은 거짓말을 하지 않아도, 돈 거래는 자칫 살롱을 위험한 상황에 빠뜨리기에 충분하다.

감성적인 사고와 정이 많은 미용인이여!

다시 한 번 상기하자.

가슴은 따뜻한 감성으로…….

머리는 차가운 이성으로……. 살롱을 운영하자.

(4) 곳간에서 인심난다.

우리 속담에 "곳간에서 인심난다."는 말이 있다. 경제적인 여유와 풍요 속에서 미덕이 생긴다는 말이다.

위의 세 가지 전략을 간파하여 살롱 경영도 성공적으로 운영하고, 지하철에서 많이 앉아서 간다면 이제는 노약자와 임산부, 기타 도움이 필요한 분들에게 양보하는 배려하는 미덕을 발휘해보자.

통속적으로 경영관리를 구분하라면 크게 돈 관리와 사람 관리를 들 수 있다.

현대 뷰티 산업을 선도하는 살롱 오너라면 이제는 섬기는 리더십과 배려로 직원들을 새롭게 독려하는 인간 경영이 그 중심에 서야할 때이다.

2. 쓰레기 분리수거

쓰레기 분리수거도 어느덧 20년을 넘기면서 이제는 국민들의 성숙된 의식 속에 생활 속 깊숙이 자리 잡았다.

20년 전만 해도 음식물 쓰레기와 일반 쓰레기가 구분 없이 버려졌던 터라 쓰레기 분리수거와 종량제 봉투를 사용할 경우 연간 몇 억 원의 국가 예산 낭비를 줄일 수 있다고 홍보하는 등 전 국민 쓰레기 분리수거 캠페인을 장려하기도 했다.

쓰레기 분리수거는 맞벌이 부부에게는 자연스런 남편의 가사일 되었으며, 남성들의 쓰레기 분리수거는 자상한 남편의 척도와 자랑거리가 되었다.

필자도 가정에서의 가사 역할 분담은 설거지와 매주 월요일에 배출하는 쓰레기 분리수거이다.

일주일동안 쓰레기를 종류별로 종이류와 비닐, 플라스틱, 캔, 병 등으로 미리 구분하여 정리하면 버릴 때도 훨씬 수월하고 빠르다.

하지만, 주중에 편하겠다고 당일날 한꺼번에 버렸다가는 중간에 쏟아져 집안에서 터지거나 밖에서도 한바탕 전쟁을 치른 뒤 개운하지 않은 심정으로 돌아와 바로 샤워를 하게 된다.

이젠 살롱에서도 미리 준비 하자.

규모가 작던 크던, 뷰티 살롱에서는 하루만 있어도 엄청난 양의 다양한 쓰레기가 배출된다.

머리카락, 플라스틱 제품용기, 음식물 쓰레기, 종이류, 기타 ……. 사전에 분리수거용 종량제 봉투를 미리 구분하지 않는다면 난장판이 되며, 마찬가지로 치우는 몫은 고스란히 staff의 몫으로 전가된다.

더욱이 위생적으로나 시각적으로나 별로 좋아 보일 리 없을 쓰레기봉투는 직원실에 비치되는 경우가 많아 쓰레기와 함께 식사를 하는 경우도 허다하다. 미용사의 건강에도 좋지 않다는 것이다.

사전 기획한 쓰레기 분리수거로 직원들의 건강과 일의 수월함, staff들의 불필요한 인력 낭비를 하지 말자는 것이다.

미용실 내에서는 직원 간 크게 싸울일이 없다. 대개는 사소한 오해가 불거져 퇴사로 이어지는 경우가 많다.

무심코 지나칠 수 있는 작은 일이라고 치부해 버릴 수도 있겠지만, 쓰레기 분리수거와 같은 궂은 일에도 직원 모두가 합심하여 서로를 배려한다면

단언컨대, 살롱의 매출 상승과 직원 이직률이 동시에 감소가 일어나는 놀라운 기적을 경험하게 될 것이다.

쉬어가는 페이지

똑다리 김치찌게의 비밀

"교수님 어떻게 하면 남들보다 앞서 갈 수 있을까요?"

석촌역 근처에 아주 오래된 '똑다리 김치찌게'라는 재미있는 상호의 식당이 있다. 아마 지금은 글을 읽는 독자들도 한번쯤은 이름이라도 들어봤거나 직접 가서 먹어봤을 법한 잠실 인근의 맛집 명소로 유명하다.

처음엔 한 끼 식사를 때우려던 택시 기사들 사이에서 입소문이 나기 시작했다. 유명세를 탄 맛집 중에는 운수업을 하시는 기사님들이 자주 이용하는 식당이 많다.

이 식당에는 다른 메뉴는 없다. 오직 똑다리 김치찌게 하나뿐이다. 그래서 인사를 겸한 접대 멘트가 "무엇을 드실래요?"가 아니라 "몇 분이 오셨어요?"이다.

해장을 겸해 똑다리 김치찌게 한 그릇을 뚝딱 비운 뒤 우연히 식당 사장님과 얘기할 기회가 있었다.

필　자 : 사장님 똑다리 김치찌게 맛의 비밀이 뭔가요? 항상 이렇게 손님들이 문전성시를 이루는 비결이 뭔가요? '홍보는 어떻게 하시나요?

급한 마음에 사장님의 답변은 듣지도 않고 두세 가지를 몰아서 물어봤다.

사장님은 말없이 웃더니 쿨하게 대답해 주셨다.

사장님 : 없습니다.

필　자 : 에이~ 그러지 마시고 소문 안 낼테니 비결을 말씀해 주셔요. 어떻게 하면 요즘같은 불황에 이렇게 대박을 낼 수 있을까요?

소문 안낸다고 한 사장님과의 약속은 이렇게 책을 통해 깨지고 말았다. 사장님 죄송합니다. 아무튼…….

사장님 : 굳이 비결이라고 한다면 그건 오래하는 것입니다.'

필 자 : 오래한다니요?'

사장님 : 정말 특별한 비법은 없고, 할머니 대부터 시작해서 어머니를 거쳐 어느덧 3대가 식당을 운영하고 있습니다. 그러니 자연 손님이 많아지더라구요.

필 자 : 정말 비결이 오래하는 거 그거 하나인가요?

사장님 : 네, 똑다리 김치찌개에서는 무조건 오래합니다. 똑다리 김치에 쓰이는 주재료인 김치도 3년 이상 묵은 묵은 지를 쓰고, 똑다리 김치찌개 역시 손님이 붐비는 점심 시간 전부터 이미 3시 이상을 끓인 겁니다.

필 자 : 오늘도 김치를 담그시던데 그럼 지금 담그는 김치는 3년 뒤에 맛보게 되는건가요?

사장님 : 네, ㅋㅋㅋ

똑다리 김치찌개에서는 한 달에 한번 김장을 하는데 그렇다면 매월 담그는 김치는 3년 뒤에 고객이 맛볼 수 있다는 계산이 나온다. 정말 놀랍다.

정말 소박하게 말씀하셨지만 사실 그 어떤 마케팅보다도 강력한 뚝심 마케팅을 하고 계시다는 생각을 했다.

프로 운동선수들에게도 지금의 영광을 물으면 한결같이 그냥 좋아서 오래했다고만 말한다. 종합해 보면 진정한 의미의 프로와 달인이란 한결같이 그 일을 오래동안 즐겁게 해왔다는 공통점이 발견된다.

사실 말이 쉬워 오래지 중도에 포기하고 싶은 시련이 얼마나 많았겠는가?

쉬어가는 페이지

미용실에서도 기술을 빨리 습득한 인턴이나 급여가 높은 디자이너들은 그 살롱에서 근속기간이 오래된 직원들이 많다. 오랜 시간 투자하여 묵묵히 인내한 결과라 하겠다.

그러니 자연 답은 인내인 것이었다. 무엇인가 자신만의 외길 인생을 고집하고, 그 일을 지켜 내기란 결코 쉽지 않은 것이었다.

얼마 전 대학원의 한 제자가 물었다.

"교수님 어떻게 하면 남들보다 앞서 갈 수 있을까요?"

그 막연한 물음에 당시에는 선뜻 대답하지 못했지만 이제는 이렇게 얘기해주고 싶다.

"지금 하시는 미용일 오래하세요."

무슨 일이든 오래하다보면 요령이 생기게 되고, 자신만의 노하우가 생기게 된다. 그리고 그 일 자체를 오래 지속시키기란 굉장히 힘든 일이다.

프로 운동선수이건 무명 배우이건 생활의 달인이건 이들이 남들보다 앞서가는 방법은 바로 오래하는 것이었다. 무엇이 되기 위해 노력했다기 보다는 한 가지를 오래하니 특별한 무언가가 되어 있었다는 것이다.

남들보다 앞서가고 싶은가? 남들보다 뛰어나고 싶은가? 그렇다면 최소 하루에 3시간씩 10년을 투자해서 자신만의 10,000시간을 완성하라.

이러한 프로가 되기 위한 방법과 비법은 이미 기원전 322년에 아리스토텔레스가 예언한 바 있다.

"왕도는 없다."...

CHAPTER 4

미용실에서 만난 스승들

학교에서는 지식을, 현장에서는 지혜를…….

1. 이상범 명가 헤어아트 「이상범 원장님」

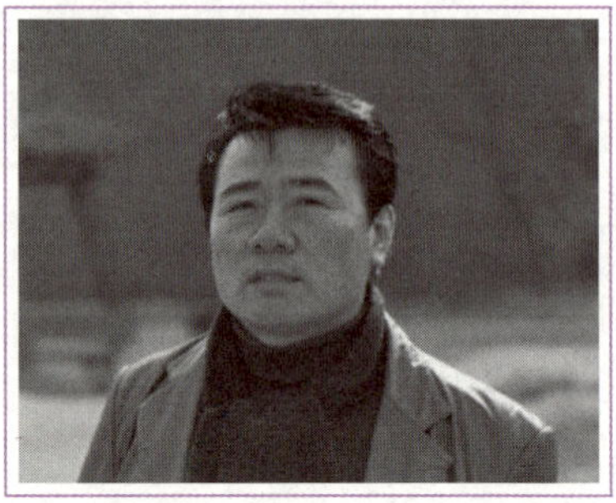

군 제대 후 미용을 하겠다는 막연한 마음만 있을 뿐, 사실 어디서부터 어떻게 시작해야할지 도무지 갈피를 잡을 수 없었던 인생 자체가 안개 속과 같은 때가 있었다.

나름 방황하던 시기에 나를 미용업계로 이끌어 준 최초의 스승님이 계셨다. 바로 이상범 명가 헤어아트의 이상범 원장님이다.

이상범 원장님은 77년 국내 기능올림픽 대회 이용부문 금메달리스트이기도 한 1급 기능사이다. 그 분께 커트의 기초는 물론, 미용업의 철학과 미용인의 직업적 프로 의식까지 배울 수 있었다.

현장 이용사임에도 끊임없는 학구열로 강원대학교 경영대학원 최고경영자 과정에서 당당히 '미래지향적인 이용업의 발전 방향' 이란 제목으로 최우수 논문상도 수상하셨다.

"우리나라 이, 미용업은 기술의 비약적인 발전만큼 학문적인 수준은 그리 높지 못하기 때문에 이론 수업 또한 절대 게을리해서는 안된다."고 강조하신다.

스승님의 지침에 따라 낮에는 미용실에서 열심히 현장형 실무를 익히고, 밤에는 경원대 미용 산업학과와 건국대 산업대학원 향장학과에서 석사학위를 받았다. 당시에는 힘들었지만, 지금 생각하면 너무도 감사하게 생각한다.

이상범 원장님의 교육 방식은 주로 강한 정신력을 바탕으로 한 스파르타식 1 : 1 교육으로도 유명하다.

2000년도 당시 미용실 초보 인턴이었던 나는 한국 미용중앙회와 프랑스 협회가 공동 주최하는 'CAT 2000 한국대회'에 남자 자유형 커트를 앞두고, 원장님의 커트 기술을 사사받고 있었다.

아직은 경력이 짧아 고사하였지만, 원장님의 추상같은 명령을 거역할 수는 없었다.

"대회를 나가야 다른 선수들의 다양한 작품들도 볼 수 있고, 준비하는 기간 동안 연습량을 통해 기술을 향상 시킬 수 있다." 정말 당시에는 일주일에 가발 2개를 자를 정도로 많은 양의 연습을 한 것 같다.

엄청난 물량의 금전과 연습량의 결과 일까? 대회 첫 출전만에 금상을 수상하는 영예도 안았다.

일이 이렇게까지 커지니 기량의 향상은 타인의 결과에 반영하여 어느 정도 신장했는지는 정확히 알 수 없으나 내면에서 느껴지는 자신감이 생기게 되었다.

보다 구체적인 실적을 매출별 추이로 알아보자.

미용 경진대회 참가 3개월 이후 디자이너의 매출 변화

디자이너	콘테스트	객단가	증감	개인매출	증감
A	Before	24,397	51% 증가	4,123,100	118% 증가
	After	36,735		9,000,155	
B	Before	33,790	24% 증가	7,570,935	65% 증가
	After	42,024		12,481,135	
C	Before	40,114	10% 증가	8,065,738	45% 증가
	After	44,173		11,705,845	
D	Before	31,790	15% 증가	6,358,075	68% 증가
	After	36,645		10,663,790	

미용 경진대회 참가 전, 후 살롱의 매출 변화

미용 경진대회	객단가(원)	매출(원)	매출 증감
1개월 전	35,479	30,301,450	
1개월 후	40,498	37,662,935	24% 증가
4개월 후	37,774	39,663,200	31% 증가
7개월 후	38,409	45,566,780	50% 증가

대회를 경험한 직원들 개인의 객단가가 향상하고, 살롱의 매출 변화가 상승한 결과가 두드러진다.

결론적으로 직원의 경쟁력이 곧 살롱의 생산성이 된다는 것이다.

표현이 짧아 감사함을 전하는 마음이 늘 부족하지만, 이렇게 책으로 나마 미용업계로 이끌어 주신 것에 대해 다시 한 번 감사함을 전하고 싶다.

이상범 원장님은 사제지간을 넘어선 조금은 특별한 인연이다. 스승님과 원장님으로 표현했음에도 사실 이 책에서 처음 원장님이라고 부르고 있다.

그 어느 스승보다 엄했고, 내심 원망도 많이 했던 이상범 원장님을 나는 40년째 원장님이라기보다는 '아버지'라는 이름으로 부르고 있고, 내 아들 동형이는 할아버지라고 부르고 있다.

앞으로도 그렇게 불려 질 것이다.

아버지……. 미용업을 향한 당신의 가르침 절대 잊지 않겠습니다.

건강하세요.

감사합니다.

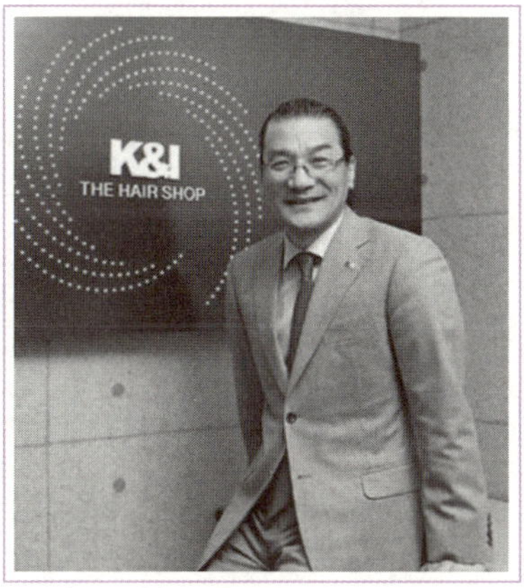

2. FAROUK KOREA
「전익관 회장님」

사업가, 시인, 교육자, 수집가……. 그를 수식하는 직업만도 상당하다. 2005년 3월 미용실을 떠나 뷰티 산업 전문 마케터와 기획자로 변신을 위해 파루크 코리아에 첫 발을 내딛었다. 지금은 K&I 그룹 이지만 입사 당시에는 FAROUK KOREA였다.(아내인 Kay 사장님과 전 회장님의 영어 이름인 IKE를 따서 만든 이름이다.)

지금까지는 미용실에서 근무하며, 접객과 화학시술, 각종 미용제품들과 친숙했다면 이제는 본격적으로 숫자와 데이터에 의존하는 비중이 높아졌다.

카리스마 가득한 전익관 회장님과 면접 본 일은 아직도 어제의 일 마냥 기억이 생생하다. 말수 적은 걸쭉한 부산 사투리와 내 속을 꿰뚫어 보는 듯 한 강한 눈빛……. 50대에도 당당히 젊음을 유지하는 일반인 패셔니스타였다.

당시 정성적인 추측만이 난무하던 미용실에 계량화된 수치와 데이터 비율을 높여 정확한 마케팅과 심리를 바탕으로 한 강력한 마케팅 툴을 구사하고 있었다.

또한, 단계별 미용실 성장을 시스템으로 연결하여, 미용실 오너를 직접 교육하고 있었다. 날카롭고 적나라한 비유는 기존의 미용실 교육 강사에게는 찾을 수 없는 신선함이었다. 그 첫 번째가 바로 단계별 미용실 성장 4단계이다.

단계별 미용실 성장 4단계

(1) 1단계 : 고객수 증가
(2) 2단계 : 객단가 향상
(3) 3단계 : 이윤 증대
(4) 4단계 : 다점포 살롱 운영

단계별 전략으로 1단계에서는 고객 집객을 위한 마케팅 프로모션이 진행되었고, 2단계에 이르러서는 집객된 고객을 바탕으로 한 객단가를 향상시키는데 집중되었다.

따라서, 직원들의 상담 스피치와 롤 플레잉에 대한 반복 교육과 훈련이 이루어졌다. 3단계는 살롱의 전체적인 매출과 함께 실질적인 이익 증대 부분에 포커스를 맞추어 인테리어의 감가상각과 살롱 재무제표에 의존한 디테일한 분석이 이루어졌다.

마지막으로 월 평균 고객 1,200명, 고객 1인당 객단가 4만원이 형성되었을 시점에는 다점포를 늘리는 방향으로 마케팅 가닥을 잡았다.

소제목 그대로 학교에서 지식을 배웠다면 파루크코리아에서는 지혜를 배웠다.

책이나 이론에서 접했던 부분들을 하나하나 분석하며, 매장을 컨설팅하였고, 국내에서는 아직까지도 취약했던 리테일 부분에 대한 사업적인 접근법도 놀라웠다.

당시 전익관 회장님께 배운 핵심 강의는 지금도 내 인생의 모토가 되었는데 바로 'Take away'전략이다.

한 마디로 요약하자면 내가 아쉽고, 내가 필요하지만 상대방이 관심을 가지고 다가오게 하고, 반대로 나는 달아나는 전략이다.

지금도 모든 협상과 강의시에 나는 'Take away'전략을 사용한다. 아직까지 그리 긴 인생을 살지는 않았지만, 내가 강하게 원하고, 다가갈수록 내가 원하는 것은 점점 더 멀어지는 것을 숱하게 경험하였고, 앞으로도 그럴 것 같다.

마지막으로 전익관 회장의 경영 방식은 문화 감성 경영으로도 유명하다.

'실크테라피'성공 신화를 써가는 미용전문 경영인으로 이미 두 권의 시집을 출간했을 정도로 문화 예술분야의 관심과 조예가 깊은 감성 CEO이다.

그 동안 미용인들을 대상으로 개최해 온 스마트 살롱 콘서트를 통해 살롱 경영과 미용인의 감성 충전을 위해 다양한 교육 프로그램과 문화 공연을 제공하며 헤어 아티스트로서의 영감을 위해 문화적 감성 충전을 늘 강조해 왔다.

또한, 미용인 외에도 일반 시민들과도 미술 작품과 문화적 감성을 공유하고자 하는 취지로 전익관 회장이 평소 관심을 가지고 발굴한 국내 신인 작가와 기성 작가, 해외 작가들의 다양한 작품으로 구성된 갤러리를 무료로 개방하고 있다.

데미 김 화백의 봄, 여름, 가을, 겨울과 박지오 화백의 거리에서 3점을 포함, 국내외 다수 미술작가들의 작품 64점이 전시, 일반 시민들에게 공개되었다.

전익관 회장님과의 인연이 처음에는 직원과 오너라는 계약 관계에서 출발했다면 이제는 인생의 멘토로 앞으로도 존경하며, 그의 행보에 지지를 보낼 것이다.

아직도 할 일이 많은 뷰티 산업에 새로운 활력소를 불어준 전익관 회장님의 건강과 번창을 기원한다.

3. 건국대학교 산업대학원장 「최태부 교수님」

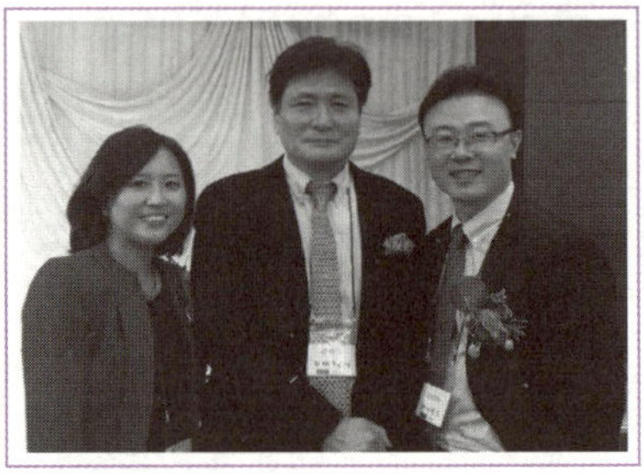

2001년 미용 경력이라곤 전혀 없던 필자는 압구정동에 위치한 개인 살롱에서 근무하면서 막연히 영국 비달사순 아카데미 유학을 준비하고 있었다.

비달 사순이라는 백발성성한 외국 노인을 '자니 윤 쇼'에 처음 보았는데, 그 나이에도 스트레칭을 하며 자신의 건재함을 선보였다. 당시에는 영국의 징글스 클럽, 토니 앤 가이, 비달 사순 등 외국 미용사들의 국내 내한과 국내 미용인들의 외국 유학 붐이 풀고 있었다.

그 시기에 우연히 펼쳐든 미용 잡지에서 건국대학교 산업대학원 향장미용전공(현, 향장학과 이하 향장학과로 표기)으로 석사과정을 모집한다는 기사를 접하였다. 미용 분야에서 남다른 무언가를 갈구하던 나로서는 오랜 기다림 끝에 찾아오는 단비였고, 원인을 찾을 수 없었던 목마름이 일시에 해소되는 느낌이었다.

이후 비달 사순 유학에 관한 생각은 온데 간데 없고, 부랴부랴 원서 접수를 위한 자료 찾기에 분주하였다.

비달 사순은 우리나라 미용 재교육 기관이 영국에 있는 것이었고, 공인되지 않은 디플로마가 있을 뿐이다. 하지만, 건국대학교 향장학과는 국내 최초 정식 미용분야 석사 과정이었던 것이다.

그제서야 나의 목마름과 갈구가 무엇이었는지 정확히 알 수 있었다.

이월된 잡지였던 터라 향장미용학과 1기는 모집이 완료 되었고, 6개월 마다 한 번씩 새 기수를 모집하기 때문에 2기 모집 때까지는 6개월을 기다려야 했다. 조급한 마음에 학교측에 직접 전화를 하였지만, 떼를 쓴다고 될 일이 아니었다.

6개월의 기다림 끝에 건국대학교 산업대학원 향장학과에 2기로 원서를 넣었고, 면접을 보았는데 그 때 처음 만났던 분이 바로 최태부 교수님이시다.

면접시 내가 입학해야만 하는 이유를 구구절절이 설명하였고, 교수님은 계속해서 웃고만 계셨다. 또한, 경력이라곤 군 경력밖에 없는 내가 신기하셨는지 전공 외에도 이것저것 개인적인 부분에 대해서도 많이 여쭤보셨다.

결국 건국대학교 산업대학원 향장학과에 2기로 입학하였고, 그렇게 나의 대학원 생활이 시작되었다.

큰 키에 근엄하신 표정의 전형적인 교수님 포스시지만 그의 강의에는 개그 콘서트가 단골 비유로 등장했다.

당시에는 미용에 관련한 커리큘럼 체계 자체가 명확하지 않아 생물공학 위주의 원론적 이론 수업이 주류를 이루었는데, 아무리 열심히 경청하려고 해도 전공자가 아닌 나로서는 수업 자체를 따라가는 데만도 벅찼다.

사실 나만 그런 것이 아니라 내 동기는 물론이고, 한 학기 수업을 먼저 수강했던 1기 선배님들도 막막하기는 마찬가지였던 것 같다.

교수님께서도 학생들이 보기에 안쓰러우셨는지 개그 콘서트를 비유로 강의해 주시면서 비교적 쉬운 강의를 하려고 노력하셨다.

교수님께서는 학문을 위한 학문만으로 강의 하신 게 아니라 지금도 다양한 실험과 논문, 그리고 임상을 거친 기능성 피부 화장품 '오즈비'를 2013년에 출시하셨다. 여전히 학교와 현장, 학회를 넘나드는 왕성한 활동으로 유명하시다.

뷰티 산업에서 향장학과의 현장형 학문 원칙을 직접 실천하신 것이고, 그 뒤에는 건국대학교의 유능한 석, 박사 후배들이 뒷받침하고 있다.

지금 필자는 졸업한 건국대학교 향장학과에서 10년째 향장 경영학이란 과목으로 강의를 하고 있다.

일반 사회학적 개념의 경영학이 아닌 철저한 뷰티 산업 현장 위주의 향장 경영학은 경영학적 개념과 미용 전문 지식을 필요로 하는데 원생 시절에는 어렵고, 힘들었지만 그 때의 실험과 논문을 토대로 검증한 모발, 피부 생리학, 화장품 성분학 등이 경영학 강의에 많은 도움이 되고 있다.

생물 공학을 바탕으로 한 생소했던 과목들이 지금은 필자의 가장 강력한 차별화 요소를 만들어 준 것이다.

다시 한 번 최태부 교수님을 비롯한 향장학과 모든 교수님들께 진심으로 감사드린다.

대학원은 비단 전문적인 지식외에도 나에게 많은 의미와 선물을 제공했다.

2002년 한, 일 월드컵으로 전 국민이 붉은 악마로 하나 될 때 한 학기 후배인 지금의 아내 전소현을 만났다. 서로를 알아가며 밀당하던 시기에 월드컵은 우리의 사랑을 빠르게 이어주는 오작교 역할을 톡톡히 했다.

당시 분위기는 거리 응원이 활성화되었고, 전 국민이 하나가 되었던 시기라 모르는 사람끼리도 우리나라 선수들이 골을 넣으면 서로 끌어 안았다. 그러니 우리는 밀당이고 뭐고 자연스레 가까워질 수밖에 없었다. 그것도 아주 빨리……. ㅋㅋㅋ…….

대학원에서의 생활은 학부 때와는 분위기가 완전 달라 교수님께서도 암암리에 우리 커플을 든든히 응원해주셨다.

그렇게 우리는 향장학과 1호 커플이 되어 졸업을 하였고, 결혼을 하게 되었다.

최태부 교수님께 가장 먼저 주례를 부탁하였지만 당시에는 너무 젊다는 이유로 수줍게 거절하셨다. 하지만, 축의금은 아내와 나 모두에게 하신 후덕하신 분이다. ㅋㅋㅋ…….

지금의 향장 경영학 기초 위에 전문적인 지식을 심어주시고, 학문에서 파생된 현장형 다양성에 대해 긍정의 힘으로 이끌어 주신 최태부 교수님께 감사드립니다.

아울러, 끊임없이 현장의 요구와 니즈에 부합하기 위해 커리큘럼을 개편하시고, 실험하시는 교수님께 존경을 표합니다.

건강하시고, 앞으로도 승승장구하시길 기원합니다.

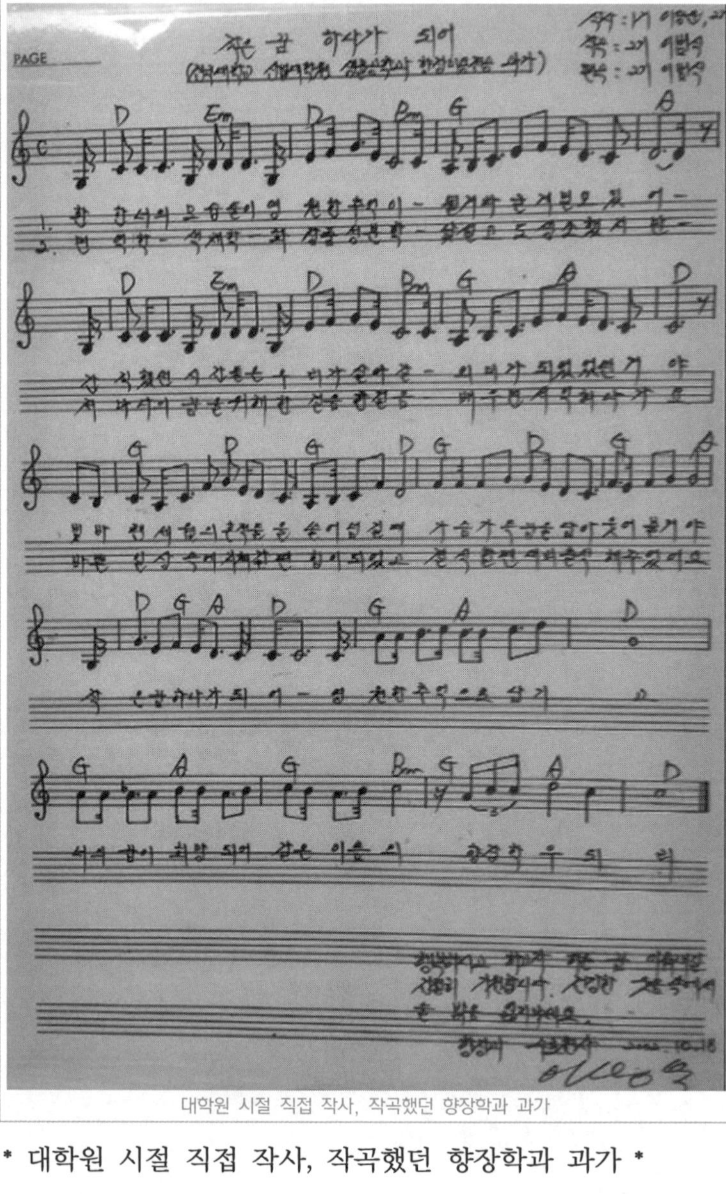

대학원 시절 직접 작사, 작곡했던 향장학과 과가

* 대학원 시절 직접 작사, 작곡했던 향장학과 과가 *

CHAPTER 5

뇌 과학으로 본 미용 경영학

1. 기억력을 향상시키는 다섯 가지 방법

(1) 늘 쓰던 손보다는 반대 손을 사용하라.

안 쓰던 손을 사용하면 뇌의 신경망이 새로이 생겨나 뇌 활동이 활발해 진다. 기억력이 좋아지는 방법으로 늘 쓰던 손보다는 반대 손을 사용해서 밥을 먹거나, 글을 쓴다든지 물건을 잡는 행동을 하게 되면 뇌를 더 활발하게 움직이게 해서 기억력이 좋아지게 된다.

(2) 조금만 쉬어가자.

외국인들이 대한민국 사람들은 '빨리빨리'를 좋아한다고 얘기한다. 천만 흥행의 주역 영화 '도둑들'에서도 한국인 김수현의 환심을 사기위해 서툰 한국말을 구사하는 게이 마카오 카지노 딜러 역시 '빨리빨리'란 말을 하며, 김수현을 웃음으로 유혹한다. ㅋㅋㅋ…….

'빨리빨리'때문에 바쁜 현대인들은 사회생활에서 받는 스트레스와 지친 몸을 충전할 수 있는 휴식과 재충전의 시간이 반드시 필요하다.

한 연구 결과에 따르면 휴식을 하면서 공부를 한 사람이 쉬지 않고, 공부를 한 사람에 비해 학습 능력과 이해력이 높아졌다고 한다. 기억력이 좋아지는 방법으로는 휴식만큼 좋은 것도 없다.

새롭게 뇌를 비워야만 더 다른 새로움으로 채울 수 있고, 용량 또한 높아지게 되는 것이다.

(3) 디지털 시대에 아날로그를 곁들이자.

컴퓨터 키보드로 타이핑을 하는 것 보다는 펜과 종이를 사용해서 손 글씨를 쓰는 것이 두뇌 활동을 더 촉진시킨다고 한다.

정성스레 쓴 손 글씨가 사물이나 인물에 대한 인지 능력과 기억력을 높이는 것이다.

컴퓨터가 대중화 되면서부터 아니 이제는 스마트 폰의 확산으로 손 편지나 손 글씨는 점점 기억 속에서 사라지게 되었다.

뇌의 주름을 생성시켜 기억력이 좋아지는 방법으로는 최신의 디지털이 제아무리 대세라 하더라도 아날로그를 따라올 수 없다.

(4) '멍'때리는 시간을 갖자.

'시냅스'란 용어를 들어본 적이 있는가? 최근에는 스마트 폰에 대해 검색하면 많이 사용된다. 시냅스는 뇌의 신경세포인 뉴런과 뉴런 사이에 있는 연접 부분을 말하는 것으로, 명상을 하게 되면 이 시냅스 네트워크가 새롭게 형성되어 기억력을 높인다고 한다.

돈도 들지 않아 경제적이고, 어디서든 잠깐의 시간을 내어 멍때리는 것만으로도 기억력이 좋아지게 된다.

단, 아무 잡념 없이 무념무상의 멍 때림이 쉬울 것 같지만, 휴식을 취하는 시간에도 무언가를 해야만 하는 것에 익숙한 현대인들에게는 가히 쉽지만은 않은 방법이다.

(5) 책을 소리 내어 읽자.

비행기 조종사들은 체크리스트를 더 잘 기억하기 위해서 사람이 없을 때 큰 소리로 읽는다고 한다.

이처럼 큰 소리로 책이나 신문을 읽는 것은 기억력이 좋아지는 방법 중의 하나인데 눈으로만 읽을 때는 영향이 가지 않던 뇌의 또 다른 부분이 자극된다고 한다.

2. 살롱을 기적으로 만드는 뇌 훈련 7-UP 전략

(1) Clean up

몸을 청결히 하고, 아울러, 살롱도 항상 청결을 유지하라.

마쓰다 마쓰히로의 청소력에서도 밝혔듯이 깨끗한 공간은 행복한 자장을 만드는 힘이 있다.

반대로, 깨진 유리창의 법칙을 생각해 보자. 한번 깨진 유리창이 그렇듯 누구나 한번쯤은 돌을 던지고픈 충동을 느낄 것이다.

- 나만 그런가?...

(2) Listen up

내 주장만 고집하지 말고 상대방 말을 듣는 자세로 전환하라.

귀는 두 개요, 입은 하나다. 상대방의 말을 듣기도 전에 경솔하게 판단하기 보다는 신중한 경청의 자세가 중요하다.

- 또한, 고객 끄떡이는 리액션도 잊지 말기를......

(3) Shut up

말을 많이 하면 불필요한 말이 많이 섞여 나오기 마련이다.

불필요한 말을 아끼자. 옛 성현이나 명사의 말을 인용하여 다시 한 번 말의 중요성에 대해 알아보자.

가혹하고, 부정적 뜻이 함축된 증상의 말들을 피하라.

언어란 사고의 토대이고, 사고는 감정의 영역이다. 그러므로 올바른 말을 선택하면 상황에 따른 상대방의 반작용을 실질적으로 감소시킬 수 있다.

- 데이비드 J. 리버만

아는 자는 말하지 않고, 지껄이는 자는 알지 못한다. - 노자

말하고자 하는 바를 먼저 실행하라. 그런 다음 말하라. - 노자

입은 화의 문이요, 혀는 이 몸을 베는 칼이다. 입을 닫고, 혀를 깊이 간직하면, 몸 편안히 간 곳마다 튼튼하다. - 전당시

(4) Dress up

옷은 날개다.

아무렇게나 옷을 입지 말고, 당당하게 잘 차려 입어라. 고객은 당신의 스타일로 당신의 실력을 가늠한다.

옷차림이 추는 고객 심리 반영 단계

초두효과 ⇒ 맥락효과 ⇒ 신뢰감 형성

살롱에서의 미용인이 가지는 옷차림의 의미

1) 기술력의 척도
2) 미용사의 감각과 센스의 척도
3) 고객의 신뢰감 형성

(5) Show up

자신을 사회나 모임에 적당히 노출시켜라!

일이나 모임이 있을 때마다 사양하지 말고, 가능한 한 참석해서 사교적인 인간관계를 형성하라.

미용 기술은 계속 발전하며, 트렌드와 고객의 스타일 니즈는 수시로 변한다. 따라서, 다양한 교육에 투자하고, 자신을 노출시켜라.

VVIP 고객이라면 각종 경조사 참석하여, 두터운 친분 관계를 유지하라.

(6) Open up

타인과의 관계에서는 내 마음을 활짝 여는 것이 중요하다.

최근에는 직원간, 고객간의 소통이 중요하다. 먼저, 마음의 문을 열고, 상대방을 대하자.

고객과의 소통에 중요한 학문들

1) 피부 및 모발 생리 이론
2) 교육학(교육 내용을 얼마나 잘 전달하는가?)
3) 심리학(고객 Needs 파악)
4) 경영학(성과 분석)
5) 마케팅(CRM)
6) 인문학(소통을 통한 고객 유대 확대)

(7) Give up

실수나 지나간 일에 대해 너무 미련과 집착을 두지 말자.

실패를 두려워하게 되면, 우리의 두뇌는 실패와 관련된 정보들을 활성화시켜, 실패를 실현하는 방향으로 작용하게 된다.

- 트라우마 형성

CHAPTER 6

블로그 관리와 바이럴 마케팅

내 고향 속초는 산과 바다와 호수가 한 곳에 어우러진 멋진 곳이다.

장엄한 태백산맥 줄기에 울산 바위가 병풍을 두른 듯 설악산이 든든하게 뒤를 받치고 있고, 검푸른 힘찬 파도의 동해 바다가 눈앞에 펼쳐져 있다.

둘 중 하나만 있어도 좋으련만 두 가지 모두를 지녔음에도 성에 차지 않는 듯 속초 시내를 잔잔히 영랑호가 감싸 돌며, 바다와 만나는 석호 청초호는 관광 엑스포를 개최한 천혜의 관광지이다.

출중한 관광 요소를 두른 갖춘 것은 틀림없는 사실이지만 타 관광지에 비해 조금은 다른 특수성이 있다.

강원도 속초는 38선보다 이북에 위치한 작은 도시로 6.25 전쟁을 피해 북에 고향을 둔 피난민들을 주축으로 세워진 한이 서린 실향민들의 도시이다.

필자의 외할아버지와 외할머니의 고향도 금강산 근처의 고성이다.

생전에 그렇게 애타게 고향 땅을 밟고 싶어 하셨지만, 속초를 제 2의 고향 삼아 결국 속초에서 생을 마감하셨다.

흔히들 이북 사람들은 생활력이 무척 강하다고 한다.

필자의 외할아버지만을 보아도 젊어서는 건설 현장에서 일하셨고, 노후에는 돌아가시기 몇 달 전까지 리어카를 끌고 폐지를 주우며 스스로 경제 활동을 하고 계신 강인한 분이셨다.

하지만, 아무리 필자의 고향이라고 해도 타 관광지의 서비스 마인드와 접객 태도를 비교한다면 결코 후한 점수는 줄 수 없다. 그래서 천혜의 관광 요소를 갖추었지만 타 관광지와는 다른 특수성이 있다고 한 것이다.

일단은 말투 자체가 이북 말과 비슷하여 억양 자체가 억세고, 강원도 사투리의 특성상 투박하다. 흥정이나 타협도 통하지 않아 안 살 거면 만지지도 말라는 배짱 영업에 가끔씩 외지 관광객들이 당황하기도 한다.

이런 환경 속에서도 관광객이 발길이 끊이지 않는 속초의 명소 아니 이제는 전국적으로도 유명해진 두 곳을 소개하려고 한다.

1. 속초 만석 닭강정

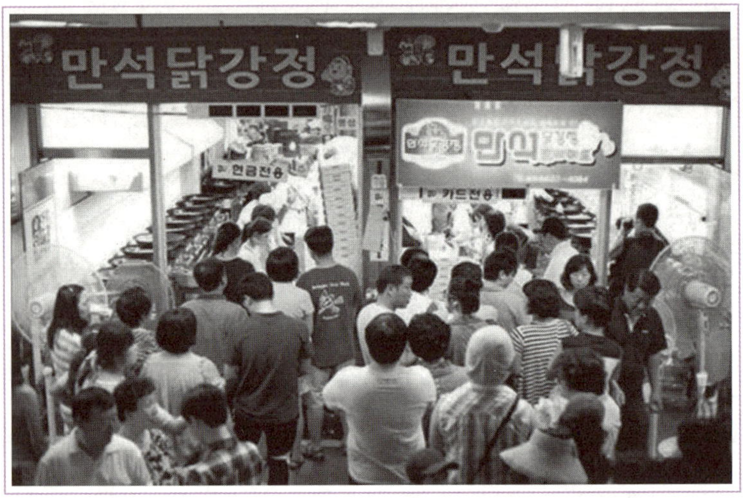

강원도 속초 중앙시장에는 즐비한 수산물과 건어물외에도 닭강정 골목이 따로 있을 만큼 유명하다.

바다와 인접해 있는 관광지에서의 닭강정이 다소 생소할 수도 있지만 언제부터인가 중앙시장을 중심으로 하나둘씩 생겨나더니 이제는 스무 군데가 넘는 닭강정 가게가 들어서게 되었고 이른바 '중앙시장 닭강정 골목'으로 불리게 되었다.

이중 유독 눈길을 끄는 닭강정집이 바로 '만석 닭강정'이다. 스무 군데가 넘는 닭강정 가게가 있지만 오직 만석 닭강정만을 사기 위해 줄을 서고 기다린다. 시즌을 맞은 여름 성수기에는 30분 이상을 기다려야 만석 닭강정을 살 수 있을 정도다.

이정도로 전국적으로 워낙 유명세를 타다 보니 이제는 속초에서 뿐만 아니라 전국각지에도 택배로 배송되고, 엑스포 단지에 만석 닭강정 2호점을 출점했다.(한 가지 팁을 주자면 엑스포에 위치한 만석 닭강정 분점은 그리 오랜 시간을 기다리지 않아도 닭강정을 살 수 있다.)

또한, 럭셔리한 쇼핑의 대명사 백화점에서도 만석 닭강정의 유명세는 계속된다.

굳이 속초에 내려가지 않더라도 이제는 서울에 거주하는 사람들도 서울 소공동 롯데백화점 본점 지하1층 식품관에서 '만석 닭강정'을 만날 수 있나.

롯데 백화점의 이와 같은 파격적인 기획은 만석 닭강정 초대전을 경험한 고객들의 재요구로 열렸으며 가격은 1박스에 1만 7,000원이며 일 2,000박스 한정으로 판매한다고 한다.

그럼, 이처럼 유명세를 끌고 있는 만석 닭강정의 성공 비결에 대해 알아보자.

첫째, 한 입 크기의 닭강정을 만든다는 것이다.

흔히 치킨이라하면 손에서 입으로 물고 뜯어야 제 맛이지만 양념과 기름이 손에 묻는 번거로움이 발생한다. 이를 한 입 크기로 해결했던 것이다. 만석 닭강정은 젓가락만으로도 손쉬운 시식이 가능하다.

둘째, 닭강정은 식어도 제 맛을 느낄 수 있다.

닭요리는 식으면 맛이 없다는 편견을 과감히 깼다. 관광객의 특성상 원거리 지역에서 오는 사람이 많아 선물용 포장이 가능했다는 것이고, 이것이 바로 전국 각지에 택배 서비스를 할 수 있는 주요 포인트다.

셋째, 속초 상인들 중에는 아무도 시도하지 않았던 블로그 마케팅을 전개했다.

블로그의 운용과 파워 블로거를 통한 맛집 소개는 타 홍보 방법에 비해 가격은 저렴하지만, 파급 효과는 큰 장점이 있다. 파워 블로거의 개인적인 여행과 먹거리에 포커스를 맞춘 듯한 포스팅은 많은 수의 팔로워를 형성했고, 이를 통해 은근하지만 강한 바이럴 마케팅으로 사람들의 관심과 주목을 받게 되었다.

넷째, 포장박스도 홍보 전략이다.

'만석 닭강정'이란 상호와 전화번호, 분점에 대한 소개가 있는 만석 닭강정 포장박스는 만석 닭강정을 경험해 보지 않은 또 다른 사람들에게 만석 닭강정을 홍보하는 셈이다.

중앙 시장내 개인의 상호와 전화번호가 없는 비닐 봉투에 고객이 사간 물건을 담아주던 시절 중앙시장에서 유일하게 만석 닭강정에서는 박스로 포장된 만석 닭강정 전용 포장 박스를 선보였던 것이다.

다섯째, 만석 닭강정의 직원은 친절하다.

중앙시장에서 만석 닭강정을 사기 위해 줄을 서다 보면 진풍경이 연출된다. 인접한 경쟁 닭강정 가게에서 고객들의 줄에 가려 자신의 상호가 보이지 않는다고 고객을 밀쳐내기도 한다. 한마디로 배가 아픈 것이다. 충분히 이해는 간다. 똑같은 닭강정인데 한 집만 잘되고, 다른 집은 파리만 날리니 필자라도 그런 상황이라면 얌전하게 점잔만 떨지는 못할 것 같다.

이것조차 차별화 전략이 되어 만석 닭강정의 직원들은 친절하다. 줄을 서고 기다리는 고객들에게 음료 서비스를 하는가 하면, 오랫동안 기다리다 자신의 차례가 된 고객에게 항상 웃음을 잃지 않는다.

속초가 사계절 관광지임에는 틀림없지만 해수욕장이 많아 여름철에 특히 많은 관광객이 집중된다. 닭강정을 조리하는 내부는 고온으로 닭을 튀기는 열기로 얼마나 덥겠는가? 더운데도 웃음을 잃지 않고, 고객을 접객하는 만석 닭강정의 열정이 바로 성공 신화의 가장 큰 비결이라 하겠다.

타 지역에서도 체인점을 개설하겠다는 요청이 쇄도하나 사장님은 아직까지는 신중하신 입장이다.

재료 분석, 블로그 마케팅, 홍보, 친절……. 이것은 업종과 상호를 떠나 절대 불변할 수 없는 성공 신화의 원칙인 것 같다.

남의 성공을 시기하고 배만 아파할 것이 아니라 이제는 속초 상인들도 미용인들도 배워야 할 것 같다.

2. 속초 씨앗 호떡「고석원 사장님」

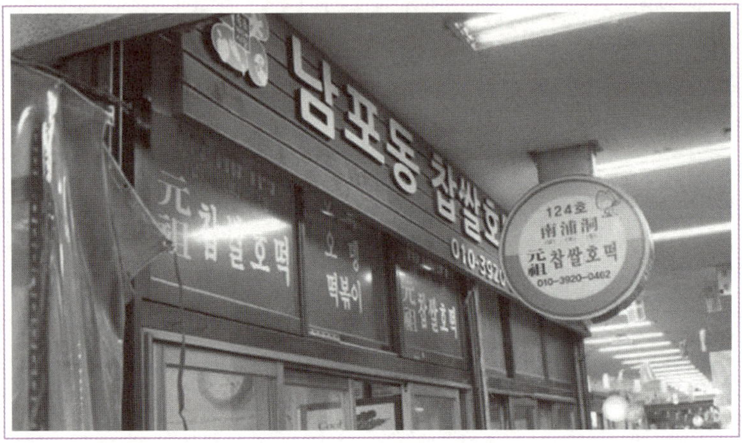

두 번째 소개할 속초의 유명 맛집은 바로 '속초 씨앗 호떡'이다.

중앙시장 닭강정 골목 초입에 위치한 10평도 채 안 되는 호떡집인데 말 그대로 '호떡집에 불났다.'

이미 '생활의 달인', 'VJ특공대'에서도 취재해 갔을 만큼 전국적으로 유명세를 떨쳤다.

지금은 '속초 씨앗 호떡'의 특별한 맛의 비법보다는 씨앗 호떡의 젊은 사장님에 대한 독특한 경영 방침과 열정을 소개하고자 한다.

주인공은 바로 41세의 젊은 사장님 고석원씨이다.

자수성가한 CEO가 그러하듯 씨앗 호떡의 사장님도 여러 가지 시행착오와 실패의 경험을 많이 하였고, 실패의 바탕위에 사회적 편견을 깬 마지막 선택이 호떡집 창업이었다고 한다.

고석원 사장님의 아버님은 현재까지도 건설 회사 대표로 재직 중이시며, 덕분에 고석원 사장님은 비교적 풍요롭고, 부유한 삶을 살았다고 한다.

아버님께서는 자신의 건설 회사를 아들들이 대를 이어 물려받기를 고대하셨지만, 고석원 사장님과 형은 자신의 적성과는 맞지 않는다고 하여 고사했다고 한다.

이후 여러 곳에서 직장 생활을 하다가 그만 두게 되었고, 속초 엑스포 단지에 고급(?) 고기집을 오픈하였지만, 경험 부족과 현실의 높은 장벽 앞에 다시 한 번 주저 앉을 수 밖에 없었다고 한다.

이후 수없이 많은 부모님의 만류와 회유 속에 마지막이라는 생각으로 부산 남포동을 찾았고, 거기서 지금의 씨앗 호떡을 처음 접하였다고 한다.

보기엔 그냥 호떡이었는데 사람들의 줄이 끊이지 않는 것을 보고 놀랐다는 반응이다. 또한, KBS의 인기 예능 프로그램인 1박 2일에서 이승기가 먹어서 한층 더 유명해진 부산 씨앗 호떡이었다.

그 길로 바로 속초로 올라와서 호떡집 창업을 준비했다. 비교적 초기 투자비용과 재료비, 인건비가 적게 들어가는 대박 아이템이었다.

처음엔 혼자 시작하였지만, 지금은 젊은 아내가 함께 나와서 일을 돕는다. 젊은 아내는 고석원 사장의 가장 든든한 동지요, 1등 내조의 여왕이다.

항상 아내에 대해 고마움과 애틋함, 미안함을 함께 느낀다고 한다.

그럼, 속초 씨앗 호떡만의 대박 비결을 알아보자.

(1) 배려

"통행을 할 수 있도록 길을 막지 마시고, 녹색선 안쪽으로 대기하셨다가 한 분씩만 앞으로 부탁드립니다."

흡사 서울의 지하철 도착 안전 알림 안내 같다. 고객이 한꺼번에 붐빌시 우려되는 안전사고에 대비하여 호떡집과 중앙 시장 초입에 녹색선을 설치하여 고객 동선을 안내한다.

일반적인 고객의 심리는 안에서 기다리면 짜증내지만, 고객의 자발적인 의지로 밖에서 기다리는 것은 짜증을 내지 않는다는 것이다. 오히려 그렇게 고객에 의해 만들어진 긴 줄은 또 다른 마케팅 요소가 되어 고객을 불러 모으게 한다.

(2) 배짱 영업

속초 씨앗 호떡집에서는 고객이 마음대로 호떡을 살 수 없다. 주말과 공휴일에는 고객 1명이 딱 호떡 3개씩만 살 수 있도록 제한된다.

웃프스런 광경이지만 이런 상황 이다보니 가족이 따로 줄을 서기도 사기도 하고, 한번 사간 고객이 다시 줄을 서서 호떡을 사기도 한다.

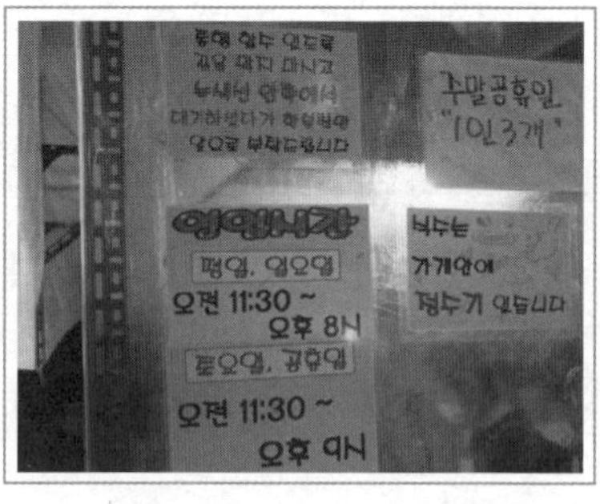
주말공휴일
"1인3개"
오전 11:30 ~
오후 8시
오전 11:30 ~
오후 9시

또한, 워낙 유명세를 타다 보니 문을 열기전인 아침 일찍부터 줄을 서서 기다리는 고객을 위해 영업시간까지 부착하였다.

현대를 살아가는 요즘에도 과연 직업의 귀천이 없을까? 교과서 상에서는 과거에도 현재에도 그리고 앞으로도 직업에 대한 귀천은 없다고 정의 내렸고, 또 앞으로도 그럴 것이다.

속초 유일의 인문계 고등학교를 나와 대학까지 졸업한 고석원 사장님의 호떡집 창업과 성공 비결은 바로 용기였다.

사람들의 시선에 아랑곳하지 않고 꿋꿋한 창업 정신과 도전 정신으로 자신만의 영역을 구축하는 모습은 남자라 하여도 아름답다.

필자도 처음 미용을 시작할 때 주변의 곱지 않은 시선을 느낀 적이 있었는데 고석원 사장님 아니 나의 중학교, 고등학교 동창생인 석원이를 통해 다시 한 번 리마인드 하는 시간을 가져보겠다.

"석원아! 속초를 든든히 지켜주는 너희들이 있기에 타지에서의 생활에 더욱 힘이 난다. 앞으로도 승승장구하기를 기대할게. 으랏차차!!!"

세상의 모든 경영 미용실에서 배워라

CHAPTER 7

인문학에게 미용 경영을 묻다.

영화 속 미용 경영학(II)

1. 인문학과 미용 경영학에 대한 고찰

사전적 의미의 人文學이란? 인간의 언어, 문학, 예술, 철학, 역사 따위를 연구하는 학문을 말한다.

매번 딱딱한 전략과 전술을 얘기하며, 논리적인 사고와 이성적인 접근 방식만을 고집하는 사회학적 개념의 경영학 또한 넓은 범위의 인문학이라 볼 수 있다.

특히나 미용 경영학은 사람과 사람사이에서 발생하는 경우의 수가 많고, 사람마다의 다양성과 특수성이 존재하는 바 인문학의 범주를 쉽게 간과할 수 없다.

자기 개발과 자가 힐링을 동시에 충족시킬 수 있는 인문학은 최근 이공계에서도 주목받고 있는데 애플의 창업자 故 스티브 잡스는 "소크라테스와 한 끼 식사를 함께 할 수 있다면 애플의 모든 기술을 내놓을 수 있다."라고 말할 정도로 인문학 사랑이 넘쳤다.

또한, 스티브 잡스는 살아생전에 애플을 애플답게 만드는 것은 기술과 인문학의 결합에서 나온다고 누누이 강조했었다고 한다.

어쩌면 그가 죽기 전 마지막 강의가 됐을 수도 있었던 스탠포드 대학 졸업식 연설 장면에서는 돈이 없던 리드 대학 시절 우연히 청강한 인문학 강의를 통해 현재의 다양한 글자체가 완성된 매킨토시가 탄생하였다고 하였다.

비단 이공계에 종사하는 사람들뿐만 아니라 가시적인 실적과 만성적인 스트레스에 시달리는 직장인들에게도 인문학은 주목받고 있다.

처음에는 자기 개발과 막연한 변화의 수단으로 인문학을 접하였지만, 점차 자신마저 잊고 있는 아련한 가슴 한 켠의 감성과 추억을 떠올리며 마음의 안정을 얻는 자가 힐링 효과까지 경험한다고 한다.

인문학이 기업의 성장을 견인하고, 새로운 아이디어의 원천이라는 인식이 확산되면서 유수의 대기업에서는 인문학을 적극 도입하고 있는 추세인데, 실제로 2011년 구글에서는 신규 채용 인력 6,000명 중 5,000명을 인문학 전공자로 충원했다.

그렇다면 과연 이처럼 핫(Hot)한 대세로 떠오른 인문학의 탄생 배경과 유래의 근원을 어디서부터 찾을 수 있을까? 인문학의 탄생 배경은 14세기에서 16세기 유럽 문명사인 르네상스에서 그 유래를 찾을 수 있다.

'재탄생', '다시 거듭', '문예 부흥', '학예 부흥'이란 말로 해석되는 르네상스는 과학 혁명의 토대가 만들어진 중세와 근대를 이어주는 역사적인 시기가 되었다.

'문예 부흥'이란 유럽에서 일어난 문화, 예술 전반에 걸친 고대 그리스와 로마 문명의 재인식과 재수용을 의미하는 것으로 기존의 종교적인 색채가 짙었던 신 중심의 문예사조에서 인간 중심의 사조로의 탈피를 알린 일종의 시대적 정신 운동이라고 말할 수 있다.

르네상스의 출현과 디지털 신기술의 등장을 동일한 관점으로 보고 경영에 활용한 칼리 피오리나 전 HP CEO를 비롯해 나이키, 캐논, 오라클, 샘소나이트, 에르메스 등 우리에게 친근한 세계적 브랜드와 그 탄생 스토리들도 알고 보면 동, 서양의 고전과 신화, 종교에 근원을 두고 있음을 알 수 있다.

미용 프랜차이즈 'XEO헤어' 또한 X : 가위, E : 빗, O : 거울을 형상화한 로고로 그리스어 '크세오'로 '깎다', '조각하다.'라는 의미를 담고 있다.

미용 분야에서도 인문학의 확산은 심심찮게 찾아볼 수 있는데 바로 독서 경영과 직원 전체 영화, 연극, 미술 등 각종 공연의 관람이다.

직접적인 매출 경영과 공격적 마케팅, 판촉, 직원들의 목표 관리법인 MBO 등 과 같은 경영학이 효과 빠른 양약에 비유 된다면, 독서 경영과 공연 관람 같은 인문학은 조직원들의 감성과 팀워크는 물론 자기 개발과 자가 힐링을 동시에 충족시킬 수 있는 한약에 비유할 수 있다.

양약의 경우 효과는 빠르지만, 다른 장기에 나쁜 영향을 주는 독이 될 수도 있다. 하지만, 한약은 직접적인 효과는 느리지만 몸 전체를 기운을 북돋으며, 자가 면역력을 높이는데 효과적이다.

소설이나 드라마, 영화와 같은 문화 영역 전반에 인문학이 닿지 않는 범위가 없으며, 이 장에서는 영화라는 인문학 장르를 통해 미용 경영학을 새롭게 고찰하는 시간을 가져 보려한다.

2005년 처음 '미용 경영학'이라는 과목으로 대학 강의를 시작할 무렵, 학생들의 수준과 19주 수업이라는 현실을 망각한 채 500페이지가 넘은 경영학 원론을 놓고 미용 경영학을 강의한 적이 있었다.

강의 결과는 보나마나 참패였고, 학생들은 흥미를 느끼기는커녕 오히려 경영학은 딱딱하고, 어렵다는 막연한 반감만을 심어주었다.

그렇게 1년여의 실패 끝에 쉽게 쓰인 미용 경영학 전문 서적을 찾아 서점마다 돌며 탐독하였지만 미용 경영 전문 서적은 미용 분야에서 조차도 부족 하거나 아예 없는 실정이었다. 그래서 직접 학생들의 흥미와 관심을 유발할 수 있는 책을 쓰고자 마음먹었고, 그러다 보니 자연 학생들의 현실을 SWOT분석할 수밖에 없었다.

학생들은 영화에 대한 얘기를 할 때 쉽게 주목하였고, 의외로 영화를 굉장히 많이 본다는 사실을 알게 되었다. 그렇게 매 수업 시간 영화 이야기가 모인 경영 칼럼은 내 처녀작인 바로 '영화 속 미용 경영학'으로 탄생하게 되었다.

이 장에서는 영화 속 미용 경영학에 수록되어 있지 않는 영화를 토대로 인문학에게 미용 경영학에 관한 이런 저런 것들을 묻고자 한다.

2. 영화 속 미용 경영학(II)

(1) 설국열차(2013년)

GDP가 높아질수록 뷰티 산업의 규모는 증가한다. 그러나...

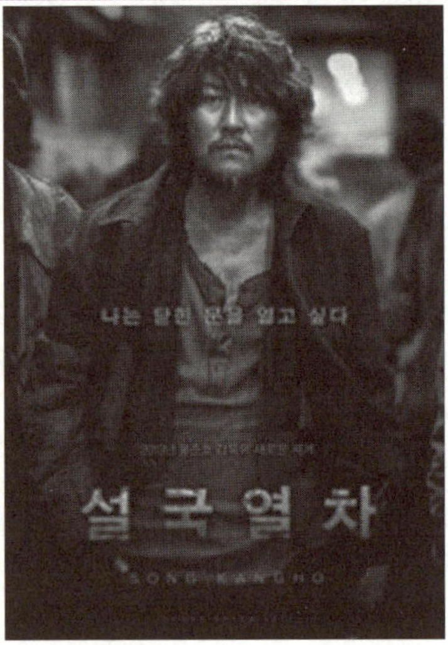

감독 : 봉준호
출연 : 크리스 에반스, 송강호, 에드 헤리스, 존 허트

개인적으로 좋아하는 감독 중에 한분인 봉준호 감독님의 2013년 작품이다.

영화로 만들어지기 전부터 만화와 인터넷 웹 툰에서 화제를 불러 모은 데다 봉준호 감독의 연출작이라 사실 기대가 높았다. 기대가 크면 실망이 큰 탓일까? 영화를 보았는데도 머릿속에서 갖가지 의혹만 있을 뿐 정리가 되지 않았다.

여러 날을 고심 끝에 다시 한 번 차근차근 영화를 보고자 결심하였고, 그렇게를 두 번이나 더 해 한 주 동안 3번의 영화관을 찾게 되었다. 내 생애 한 주 동안 같은 영화를 세 번이나 보게 되는 진기록도 달성되었다.

더 이상은 상영관이 없으므로 스포일러 우려의 걱정을 떨쳐내고, 설국열차의 줄거리에 대해 알아보자.

「기상 이변으로 모든 것이 꽁꽁 얼어붙은 지구. 살아남은 사람들을 태운 기차 한 대가 끝없이 궤도를 달리고 있다. 춥고 배고픈 사람들이 바글대는 빈민굴 같은 맨 뒤쪽의 꼬리 칸, 그리고 선택된 사람들이 술과 마약까지 즐기며 호화로운 객실을 뒹굴고 있는 앞쪽 칸. 열차 안의 세상은 결코 평등하지 않다.

기차가 달리기 시작한 17년 째, 꼬리 칸의 젊은 지도자 커티스는 긴 세월 준비해 온 폭동을 일으킨다. 기차의 심장인 엔진을 장악, 꼬리 칸을 해방시키고 마침내 기차 전체를 해방시키기 위해 절대 권력자 윌 포드가 도사리고 있는 맨 앞쪽 엔진 칸을 향해 질주하는 커티스와 꼬리 칸 사람들. 그들 앞에 예기치 못한 상황들이 기다리고 있는데…」

고등학교 시절 문학 시간 때의 일이다. 시를 시로써 음미하고, 읽는 사람의 심상이 반영되어 느껴야지 입시를 위한 수단으로 파헤치고, 분석한다면 그 자체가 시인에 대한 모독이라며 당돌한 얘기했다가 선생님께 매타작을 당한 일이 기억에 선하다. ㅋㅋㅋ…….

각설하고 그럼 지금부터 설국열차를 미용 경영학 관점에서 파헤쳐 보자.

만화 원작의 범위를 크게 벗어나지는 않았지만 곳곳에 녹아있는 봉준호 감독만의 연출력과 은유가 돋보인다.

먼저, 인간의 무분별한 개발과 욕망이 빚은 환경 파괴와 이를 극복하기 위한 프로젝트가 실패하면서 지구는 다시 태초의 빙하기에서 출발한다는 설정이다.

위대한 자연 법칙과 현상 앞에 인간은 한낱 나약한 작은 존재임에 불과하며, 그러면서도 또 인간이기에 그러한 현실을 본질적으로 예견하고, 극복하려는 계획이 눈에 띈다. 바로 설국열차의 엔진 설계자이자 절대 권력자인 윌 포드이다. 왜? 하필 절대 권력자의 이름은 윌 포드였을까? 경영학적 관점에서 살펴보도록 하자.

영화에는 많은 알레고리(은유)가 가득한데 봉준호 감독은 설국열차 자체를 하나의 작은 지구로 축소해 놓았고, 열차의 승객은 인류로 표현한 듯하다.

설국열차의 엔진 설계자 윌 포드는 포드 시스템의 은유로 보인다. 19세기 중엽부터 1차 대전 전까지의 서구자본주의는 외연적 축적기 또는 경쟁적 조절기로 규정된다.

외연적 축적이란 축적과 기술변화가 생산재부문(I부문)에서 일어나는 단계로 상품판매와 노동력의 공급이 시장기제에 의해 주도된다.

외연적 축적체제하에서는 소비재시장이 발달되지 않아 노동력은 자본에 의해 형식적으로 포섭되어 있다.

또한, 국가는 억압기구로서 물리력과 강제력에 의해 노동력의 재생산을 보장하지만 개입은 제한적이다. 따라서 외연적 축적기에서는 노동운동의 미성숙과 풍부한 노동력을 기반으로 하는 경쟁적 조절을 특징으로 한다.

1차 대전 이후 노동조직의 형태가 변화되면서 외연적 축적체제와 경쟁적 조절간의 부조응이 초래되었다. 미숙련 단순노동의 한계를 극복하기 위해 등장한 테일러주의는 기계화를 중심으로 노동을 편성하여 노동의 질적 차이를 상쇄하고 반복 작업으로 재구성함으로써 노동의 동질화를 획득할 수 있었다.

그러나, 테일러주의의 출현에도 불구하고 이에 상응하는 조절양식의 부재로 대공황을 초래하게 되었던 것이다. 따라서 대공황은 내포적 축적체제의 최초의 위기인 동시에 경쟁적 조절양식의 최후의 위기인 것이다.

이러한 위기는 단체교섭과 간접임금, 신용화폐 및 제도, 과점적 대기업, 케인즈 주의적 개입국가를 통해서 해소되어 내포적 축적과 독점적 조절의 조응을 이루어 냈다.

포드주의는 임노동관계의 재편을 통해 테일러주의를 극복한 단계이다. 포드주의의 노동편성은 연속진행공정을 기반으로 미숙련 노동 대신 통합적 노동편성으로 재조직화 되었다. 이에 따라 기계화를 중심으로 한 생산기술의 발전이 이루어짐에 따라 대량생산이 촉진되어 대량소비를 가능하게 하였다.

이 경우 임금은 노동력의 재생산을 보장하는 역할을 하게 되는데, 포드주의의 특징들 중의 하나는 실질임금의 상승이 생산성 향상을 기반으로 이루어지기 때문에 이윤을 압박하지 않는다는 점이다. 따라서 임금은 생산비의 일부로서가 아니라 구매력의 원천이 되었다.

과학적 관리법인 포드 시스템은 미국의 포드 자동차를 설립한 헨리 포드가 마련한 경영학적 기법으로 컨베이어 시스템을 통해 대량 생산성을 극대화했다.

포디즘(Fordism)이라고도 불리는 포드 시스템은 바로 표준화와 이동 조리법에 의한 자동화 시스템이 핵심이다. 이로 인해 대량 생산이 극대화되지만 이러한 단순 반복적인 획일화 작업은 인간을 바보로 만들기도 하고, 인간의 창조적인 일을 수행을 방해한다.

영화에서도 바퀴벌레를 이용해 단백질 블록을 만드는 작업자 역시 일상을 탈피해 새로운 개혁에 동참하고자 권하나 자신의 일은 그것뿐이라며 계속해서 반복적인 자기 일에만 매진할 뿐이다.

설국열차의 꼬리 칸 사람들은 기본적인 의식주 해결에 급급해하며, 인육을 먹는 등 잔혹한 생존을 이어가는 폐쇄적 생태계가 있는가 하면 앞 칸으로 전진할수록 쾌적한 생활환경과 교육은 물론, 퇴폐와 향락에 빠진 방탕한 생활이 한 열차라는 설정속에 공존한다.

꼬리 칸의 개혁자들이 앞 칸으로 전진할수록 난관에 봉착하게 되는데 그 중에 하나가 어둠과 공포이다. 열차가 깊고 긴 어둠의 터널을 지나갈 무렵 앞 칸의 기득권자들은 야시 장비를 이용하여, 꼬리 칸 개혁자들을 제압한다.

어둠속에서 아무것도 볼 수 없는 물론이거니와 어둠속의 무차별 폭행은 공포로 다가온다. 하지만, 꼬리 칸 한 사람의 기지로 횃불로 맞서게 되고, 야시장비는 빛에 의해 무력해지게 된다. 이른바 불의 발견으로 인해 인류는 인간이 가진 나약함을 극복하며, 추위와 어둠으로부터 자신을 지켜낼 수 있었다.

설국열차의 칸칸을 정복하고, 앞으로 전진할수록 꼬리 칸에서는 볼 수 없는 진풍경이 연출되는데 그 중 땅을 한 번도 밟아본 적 없는 열차 베이비의 교육 환경이다.

열차 밖은 죽음만이 공존하며, 지금의 은혜를 베푼 윌 포드를 향한 맹목적인 세뇌 교육이 진행된다. 어린 아이의 경우 5세 이하에 이미 성인의 인격과 성향이 형성된다고 한다. 어린이의 사전 교육을 통해 윌 포드의 충성심을 높이려는 잘못된 주입 학습의 결과는 어리면 어릴수록 효과적이라는 조기 교육의 잘못된 병폐를 보여준다.

계속해서 엔진 칸에 다가갈수록 삶의 질과 환경은 더 없이 좋아지게 되는데 풍요 속에는 반드시 美에 대한 관심과 열망이 높아진다는 것이다. 열차 칸에서도 미용실에서 볼 수 있는 에어롤로 자신만의 멋진 헤어스타일을 연출하는가 하면, 엔진 칸으로 더 다가가면 스파 관리를 통해 피부 미용을 하는 모습도 영화 속에 등장한다.

우리나라 헤어 미용의 역사는 외국에 비해 그리 길지 않다. 1960년대 박정희 대통령에 의해 경제개발 5개년이 시행될 때만 하더라도 의, 식, 주의 해결이 시급한 과제라 여성의 미와 치장은 그야 말로 사치 중에 사치였다.

오히려 여성의 미로 우선시 되는 긴 생머리는 가차 없이 갈려져 가발로 수출되는 효자 수출품목이기도 했다.

1970년대 새마을 운동을 거쳐 지방에서도 '잘 살아 보세'를 외치며, 초가지붕과 재래식 화장실을 고쳐, 경제적 상향평준화에 힘썼으며, 1988년 올림픽을 계기로 한국의 헤어미용은 비로소 꽃을 피우게 되었다.

탈색제의 비약적인 발전은 유멜라닌 계열의 동양인 특유의 검정 모발을 다양한 색깔로 변화시켰으며, 손재주가 좋은 한국의 미용사들은 고객의 헤어스타일을 세련되게 연출하여, 고객의 만족도를 높였다.

설국열차에서도 헤어 미용이 먼저 등장하듯 피부 미용의 경우는 그 역사가 더욱 짧다.

1993년 소득 1만 불 시대가 도래하면서, 여성의 피부는 외모 못지않은 관심을 불러일으켰다. 노화의 현상으로만 생각했던 깊게 패인 주름은 각종 성형 시술과 피부 관리로 자신의 실제 나이를 잊게 만들만큼 탱탱한 젊음을 제공하였다.

2013년 11월 현재 우리나라 GDP는 2만 불을 넘어선 2만 4천불에 육박한다고 한다. 또한, 1987년 1년간 우리나라는 수출액 100억불이라는 놀라운 성적을 기록했고, 이후에도 승승장구하였다. 하지만, 2013년 11월에는 1달간 달성한 수출액이 100억불이다. 통계상으로는 세계 경제 10위권의 경제 대국이 확실하다.

하지만, 2013년 현재는 유례없는 뷰티 산업의 불황이라고 관계자들은 말한다. 숫자상으로는 흑자 전환이 확실하나, 소비자가 느끼는 체감 불황지수는 높다는 것이다. 설국열차에서와 같이 꼬리칸의 빈곤과 앞 칸의 풍요가 공존하는 것이다.

산업지표에서 무역의 흑자 기조로 전환되기 위해서는 물론, 수출액이 많아져야 하지만, 수입에 의한 설비 투자 역시 선행되어야 한다. 우리나라의 경우 수출액은 뚜렷한 증가세를 보이지만, 국내 설비 재투자를 위한 수입액에서는 감소세를 보이고 있다.

각종 불확실성으로 인해 국내 기업은 내수 시장 활성화를 위한 투자 전환을 하고 있지 않는 것으로 이로 인해 소비자의 실제 경기 체감 지수는 하락한다. 또한, 환율의 경쟁력까지 약화될 경우 무역액 흑자는 언제 그 감소폭이 떨어질지 아니면 적자로 전환될지는 아무도 모르는 것이다.

쉽게 말해 체중 감량을 위해 운동 요법은 병행하지 않고, 식사량 조절로만 다이어트를 한다면 전체의 근육량이 감소하여 몸 전체 밸런스가 깨지게 되고, 건강까지 상하게 된다는 얘기다.

더 이상 우리나라에서는 하루 세끼를 걱정하는 사람은 그리 많아 보이지 않는다. 생존을 위한 생계 의존형 보다는 삶의 질을 향상시키려는 사람들이 많아졌다. 고로 대한민국의 뷰티 산업은 유망하나 이에 따른 규모의 경제와 양극화가 심화될 것으로 예상된다.

'최선의 공격이 최고의 방어다.'라는 말이 있다. 불확실성이 계속된다는 가정 하에 무분별한 고정 경비의 감축으로 인한 소극적인 경영방식보다는 불황일수록 홍보와 기술 개발, 신제품 도입을 예산범위 내에서 계획하고 실행한다면 오히려 지금의 위기가 새로운 기회가 되는 터닝 포인트가 될 수 있을 것이다.

(2) 애니 기븐 선데이(1999년) : 알 파치노의 리더 스피치 전략

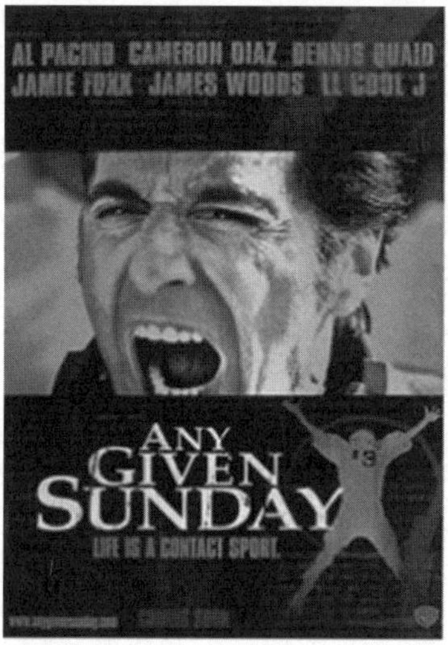

감독 : 올리버 스톤
출연 : 알 파치노, 카메론 디아즈, 제이미 폭스

인간에게도 동물과 같은 본능이 있다. 바로, 무리를 만들며 생활하고, 크던 작던 반드시 조직 속에서 살아간다는 것이다. 그리고, 그 조직 안에는 종속 관계가 형성된다는 것이다.

우리나라 조선의 멸망과 함께 사라진 반상의 신분제도 철폐, 1860년~1861년 발발한 미국의 남북전쟁으로 노예제의 폐지 등으로 지금은 인간 평등, 인간이 존엄성이 존중되는 시대에 살고 있지만 여전히 보이지 않는 종속 관계 속에서 살고 있다.

내가 원해서든 원치 않던 많은 사람들이 그 속에서 삶을 영위하고 있다.

종속 되지 않는 삶, 내가 리더가 될 수 있는 삶 그렇다면, 과연 리더십이란 무엇일까?

리더십은 보다 미래 지향적이며 정해진 목표를 향해서 꾸준하게 서로 협력하고, 모두를 하나로 묶어 함께 성장할 수 있게 발판을 마련하고 행동하는 것이다.

그렇기 때문에 진정한 리더십은 구성원의 확고한 믿음을 바탕으로 해야 된다.

서로 의심하지 않고 믿음으로서 확고한 의지로 일관성 있게 추진할 수 있으려면 여기에는 철저한 계획과 준비가 동반 되어야 한다.

흔히들 주변에서 리더를 준비된 사람이라고도 한다.

사전 계획과 철저한 준비. 거기에 조직원을 움직일 수 있는 신념이 있다면 바로 훌륭한 리더의 전형일 것이다. 여기에 덕을 쌓아 덕망이 있는 사람이라면 자연 따르는 조직원들도 많을 것이다.

아무리 유명 인사라 할지라도 덕을 쌓지 않으면 쉽게 낭패 보는 일이 많으므로, 덕망이 좋은 리더가 되어야 한다.

반대로 훌륭한 인격의 소유자가 반드시 뛰어난 리더가 된다는 공식은 성립되지 않는다. 조직원 한 사람 한 사람을 너무 배려한 나머지 중대한 결정을 내리지 못하고, 좌초되는 경우도 허다하다.

따라서, 조직 전체의 이익을 항상 생각하여야 하며, 자신의 경영 철학을 조직원 모두에게 효율적으로 전달해야 하는 스피치 능력과 설득력이 반드시 필요하다.

이 장에서는 영화 '애니 기븐 선데이'를 통해 뛰어난 리더십에 관한 스피치 전략에 대해 알아보자.

먼저, '애니 기븐 선데이'의 대략적인 줄거리를 소개한다. 굳이 분석을 위한 분석을 하지 않더라도, 알 파치노의 존재감만으로도 충분히 재미있고, 감동적인 영화이다.

「전미 풋볼 연맹 챔피언십을 연속 2차례나 차지했던 '샤크'팀은 현재 3연속 패배의 구렁텅이에 빠져 있다. 팀의 연패가 계속되고 선수들이 줄줄이 부상으로 실려 가자, 젊고 야심찬 구단주 크리스티나(카메론 디아즈)는 오만한 신인을 쿼터백 자리에 앉히고 완치되지 않은 선수들을 필드로 불러내는 등 코치 디마토(알 파치노)의 권한을 마구 침범한다.

알 파치노가 이끄는 마이애미 샤크 팀은 전미 풋볼 연맹 챔피언십을 연속 2차례나 거머 쥐었다. 그러나 현재 그의 팀은 3연속 패배의 구렁텅이에서 헤어나지 못해, 경기마다 관중의 수는 줄어들고 선수들의 나이도 늘어났다.

팀의 존재를 결정짓는 마지막 경기, 이 경기에서 지면 이 팀을 해체될 것이다. 게다가 경기 결과에 따라 나이가 있는 선수들은 은퇴를 해야 한다.

팀의 존폐를 결정지을 마지막 경기가 있던 날. '승리'보다는 팀워크를 강조하는 디마토 코치는 오랜 선수 경력의 '캡'을 다시 쿼터백으로 불러내고 새 진용을 짠다.

경기 시작 3분전, 팀의 사활을 건 디마토 감독의 연설이 끝나고, 마지막 게임의 카운트다운이 시작되는데……. 」

이 영화에서는 알 파치노의 스피치 기본 요소로 크게 네 가지로 집약해 볼 수 있다. 물론, 가장 중요한 것은 구성원들의 욕구와 니즈를 정확히 파악하는 것에서 출발한다.

| 알 파치노 스피치의 기본 요소 : Interest!! 구성원들의 욕구 파악

1) Choice : 선택권을 갖고 싶은 욕구

- Choice = Vision(꿈) + Reality(현실)
- 현, 상태가 계속 되었을 때 오는 참담한 미래를 보여주고 성공했을 때의 밝은 미래를 보여준 후 선택하도록 함.

> "우린 지금 지옥에 와 있다. 여기에 머물러 있으면서 굴욕적으로 패배하던가 아니면 싸워서 광명을 얻어 지옥에서 올라 올 수 있다"

> "모든 게 오늘 결판나고, 우리가 온전한 팀으로 소생하던가? 부숴지든가의 기로다"

2) How-to : 승리의 방법을 알고 싶은 욕구

- 이길 수 있는 방법을 알려 주어라 : 방향성, 구체적 방법 제시
- 디테일, 세심한 강조

> "1인치를 잡아라."
>
> "인생은 1인치의 게임이란 걸 알게 될거야....... 풋볼도 그래. 인생이건 풋볼에서건 오차 범위는 매우 작아서 반 걸음만 늦거나 빨라도 성공할 수 없고, 반 초만 늦거나 빨라도 잡을 수 없다. 모든 일에서 몇 인치가 문제야. 경기 중에 기회마다 매초마다 그래."

- 내면에 자리 잡은 승부 근성을 일깨우고, 팀워크로 뭉쳐라.

"우리는 그 1인치를 위해 싸워야 돼!
그 인치를 위해 주먹을 움켜쥐어라! 그 인치들을 합치면 승패가 바뀐다는 것을 삶과 죽음이 바뀐다는 것을 우리는 알기 때문이다!
어떤 싸움에서든 죽을 각오가 돼 있는 사람만이 그 인치를 얻는다.
팀으로 뭉쳐라!
옆에 있는 동료를 봐라! 그의 눈을 들여다봐!
당신과 같이 그 인치를 위해 갈 각오가 보일 거다!
당신을 위해 희생할 각오가 보일 거다!
당신도 그를 위해 희생할 거란 걸 알기 때문이다!
그게 팀이란 거야. 지금 우리가 팀으로서 희생하지 못한다면 일개 개인으로서 죽어야 돼"

3) Confidence : 자신감을 갖고 싶은 욕구

- 할 수 있다는 믿음을 심어 주어라.
- 자기 최면, 자기 긍정의 메시지 전달

"그 인치를 위해 주먹을 움켜쥐어라!
그 인치들을 합치면 승패가 바뀐다는 것을
삶과 죽음이 바뀐다는 것을 우리는 안다!
나 같이 늙고, 온갖 실패를 다 한 사람도
아직 그 인치를 위해 싸우고 죽을 각오가 되어 있다.
그게 인생이기 때문이다.
너는 반드시 할 수 있다."

자신감을 주는 리더

모든 사람이 리더십에 관심 있다고 생각한다.
문제는 어떤 리더십이 가장 효과적이냐는 것이다.
오케스트라를 억지로 연주하게 할 수는 있다.
하지만, 오케스트라에 생기를 불어 넣어 그들의 역량을 최대로 끌어내는 것이 중요하다.
지휘자는 지배자가 아닌 단원들의 가능성을 끌어내는 매개체이다.
또, 끊임없이 그들의 가능성을 설계하는 사람이다.

4) Story : 가슴을 적시는 호소력과 진정성이 담긴 스토리가 있어야 한다.

솔직한 스토리는 메시지에 진실성과 생동감을 불어 넣는다.
⇒ 청중의 감성을 터치

"난.. 내가 가진 돈을 다 날렸다. 믿기지 않겠지만.. 날 사랑한 사람들도 다 쫓아내 버렸다.
요즘은 거울 속의 내 얼굴이 보기도 싫을 정도다. 나이를 먹게 되면 여러 가지를 잃는다. 그게 인생이야."

알 파치노가 영화에서 보여지는 카리스마는 주로 극단적인 괴팍함을 엿볼 수 있다. 유사한 리더 스피치 전략으로 그가 주연한 '여인의 향기(Scent of Woman)'가 있다.

알 파치노가 주연한 영화가 대부분 그의 카리스마적 이미지를 돋보이게 하는 것들이 많지만 이 영화에서 그가 한 연설은 오랫동안 뇌리에 남아 있다.

알 파치노는 군대 시절 실명한 전직 대령으로 나오며, 여자의 냄새를 잘 맡는다고 해서 코믹하게 '여인의 향기라'는 제목이 선정된 듯하다.

사립 고등학생 찰리를 추수감사절 동안 가이드로 고용했는데 그를 통해서 '실명한 것이 세상의 모든 것을 잃은 것보다 힘들다.'

고 비관하던 자신의 태도를 바꾸게 된다는 얘기이다.

영화의 마지막 부분에서 찰리가 네 명의 학생들이 담합을 해서 교장선생님에게 밀가루를 씌우는 사건을 목격하고서도 관련자를 실토하지 않는다는 이유로 교내 규정위원회에 회부되어 퇴학을 당할 처지에 놓이게 된다.

이 때, 알 파치노가 나서서

"……나도 과거에 이들과 같은 학생들을 보았었고, 많은 젊은이들의 퇴학당하는 장면을 수없이 목격했습니다.

앞을 못 보는 장님이 되고 보니 세상에 그 무엇을 잃은 것보다도 참아내기 힘들었습니다. 나도 올바른 길이 무엇이라는 것을 잘 알고 있었습니다.

그러나, 나는 그 길을 택하지 못했습니다. 왜냐하면, 그 길은 너무도 힘들었기 때문입니다…

여기 찰리는 자신의 이익을 위해서 친구를 팔지 않았습니다. 오늘 찰리를 제명한다면 당신들은 알량한 교육을 빌미로 진정으로 용기 있는 자를 버리고, 잘못을 하고도 뻔뻔스럽게 앉아 있는 녀석들이나 데리고 명문을 만든다고 난리를 치고 있는 것입니다.

리더십이 무엇입니까? 리더십은 바로 용기입니다.

원리와 원칙이 아니라 용기입니다. 어렵지만 올바른 길을 택한 용기 있는 찰리는 분명 훌륭한 리더가 될 것입니다."

쉬운 얘기이지만 항상 가슴에 담고 살기 어려운 얘기이다. 역사 속에서 이미 성공의 신화를 일궈낸 최고경영자들이 가장 중요한 리더십 덕목으로 바로 이러한 용기를 가졌었다는 점과 비전에 대한 식지 않는 열정을 유지했다는 것이다.

나약해지고 있다고 비판받고 있는 요즘 젊은이들과 기존의 사고에서 벗어나지 못하고 안일한 아집만을 고수하고 변화와 발전을 포기한 기성세대가 다시 한 번 마음에 새겨야 할 리더십에 관한 스피치 전략 메시지라 하겠다.

(3) 머니 볼(2011년) : SWOT 분석을 활용한 위기 탈출과 변화

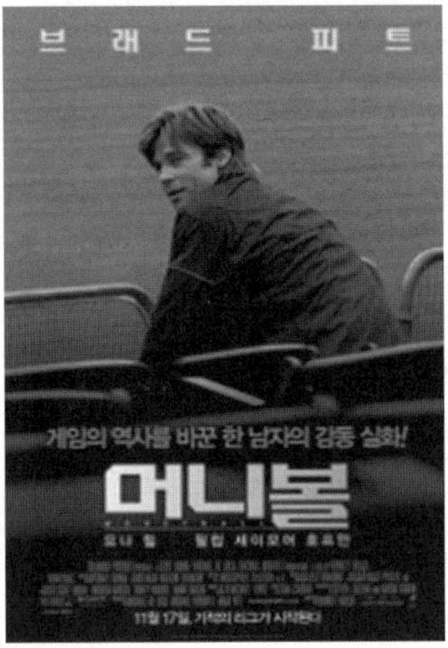

감독 : 베넷 밀러
출연 : 브래드 피트, 요나 힐, 로빈 라이트

학생들에게 보다 창의적인 미용 경영학을 심어주기 위해 다소 어려운 과제물을 내주었다.

삼육보건대학교 평생교육원 토탈미용학과 일요일반 학생들은 일반 학생들과는 달리 현장에서 일하면서 공부하는 늦깎이 학생들이 많다. 그래서인지 수업 태도 또한 진지하고, 열정적이다.

16주의 수업 중 2번의 중간고사와 기말 고사를 제외하면 실제 수업일 수는 14일 밖에 되지 않는다. 14일의 수업 동안 생소한 미용 경영학을 배우고, 익힌다는 것 자체가 무리일 수 있어 학생들의 능력과 스스로의 임계점 돌파를 위해 영화를 보고 느낀 점을 미용 경영학과 접목하도록 과제물을 내주었다.

처음엔 어디서부터 가닥을 잡아야 할지 모른다고 아우성이었으나 결과물은 아주 훌륭했다. 미용 경영학은 특히나 감성이 접목된 이성적이고, 과학적인 과목이므로 늘 주변에 산재해 있는 일상을 통해 미용 경영학을 보고자 하는 취지였다.

어려운 과제물 성실히 수행해 준 삼육 보건대 학생들 모두에게 감사하고, 그 중 우수작 한 편을 학생의 동의를 얻어 공개하고자 한다.

그럼, 영화를 통해 바라본 학생들의 미용 경영학에 대해 알아보자.

머니 볼은 실화를 바탕으로 만든 영화로 실존 인물의 이야기를 다룬 영화이다. 머니 볼 이론의 창시자이며 야구와 함께 인생을 걸어온 '빌리 빈'이라는 사람에 대한 이야기이다.

오클랜드 애슬래틱스의 단장이자, 메이저리그 역사상 혁신적인 머니 볼 이론을 창시해낸 빌리빈은 유명 스탠포드대학의 장학생으로 입학 예정이었으나 어느 날 뉴욕 메츠의 스카우터가 야구 연습하는 그의 5가지 플레이어의 천재성으로 보고 부모님을 찾아가 스카우트 제의를 하게 되고 학업과 운동중 선택의 기로에서 달콤한 그들의 말에 야구를 선택한다.

그러나, 처음의 기대와는 다르게 너무 저조한 성적으로 선수생활을 접게 되고 스카우터를 걸쳐 오클랜드 애슬랙티스의 단장으로 부임하게 된다.

메이저리그 최하위팀이며 잘하는 선수는 다른 구단으로 팔려가는 악팀에서 벗어나지 못하는 팀의 단장으로 들어가면서 전혀 다른 방식으로 팀을 강팀으로 바꾸고자 한다.

그는 경제학을 전공한 피터를 영입하고 경기를 분석해서 선수의 재능을 발견하고 그 선수를 영입한다. 새로운 이론인 머니 볼을 적용해서 팀을 꾸려나가는데 골칫덩어리였던 선수들을 영입하여 사람들에게 미쳤다는 소리를 듣고 처음에는 실패만을 거듭하게 된다.

기존 스카우터들의 조언은 다 무시하고 그들의 데이터대로 출루율이 높은 선수로만 영입하나 시즌이 시작되고, 우려대로 연패와 리그 꼴찌를 기록하게 된다.

그러나, 그것은 빌리가 원하는 선수를 출전시키지 않은 감독이 빌리의 의견을 무시하였기 때문이다.

지는 경기가 계속되면서 선수들은 나태해지고 빌리는 최후의 수단으로 가장 잘나가는 주전 선수들을 이적 시켜 버린다. 이것은 잘하는 선수가 팀을 망치고 있다고 빌리가 생각했기 때문이다. 야구는 팀워크이다. 혼자만 잘해서는 안 된다고 생각한 것이다.

어쩔 수 없이 감독은 팀 정비를 하고 빌리는 선수 출신인 장점을 이용해 직접 선수에게 조언을 해주며 팀을 위해서는 아끼던 선수도 방출 해버린다.

그리고, 결국 성과를 이루게 되고 만년 꼴찌 팀에서 10연승에 이어 20연승까지 하는 기적을 이루는 이야기 이다.
영화 속 미용경영에 대한 과제를 받고 제일 먼저 떠오른 영화가 머니 볼이었다. 워낙 야구를 좋아하는 우리 부부는 머니 볼 너무나 감명 깊게 보았기 때문이다. 야구에서도 리더로서 철저한 경영 원칙이 있다는 것을 영화를 보며 알게 되었다. 팀에 필요하지 않거나 피해를 준다면 철저한 경제 철학에 맞게 이적을 시켜버리고 팀에 맞는 선수들을 영입하는 최소 비용으로 최대의 효과를 내는 장면은 영화를 보는 내내 자주 볼 수 있었다.
리더로서 계산적인 면이 있어야 하고 어두운 면이 철저하게 나타나는 장면들은 야구선수들에겐 어두운 면일 수 있으며 씁쓸하기까지 하였다.
그러나, 빌리 빈이 팀을 위해 이기는 경기를 하기 위해 끊임없이 경기를 연구하고 분석하는 모습은 경영에 있어서 배울 점이라 생각하였고, 그러한 그였기에 영화로까지 그의 이야기가 만들어 진 것은 아닌가 생각해 본다.
머니 볼을 보면서 경영의 기본요소인 SWOT 분석이 바탕에 깔려있는 것을 보았다.
그럼, 머니 볼에 숨어 있는 나름의 SWOT 분석을 해 보았다.

(1) 강점(S)
빌리 빈과 경영학 전공의 피터가 만나서 오클랜드 애슬레틱스를 분석할 수 있었고, 어떤 선수가 필요하고 어떤 선수가 필요 없는지를 빨리 알 수 있었다는 것이라 생각한다.
이것은 훌륭한 리더 한명이 회사의 경쟁력에 미치는 영향이 엄청나다는 것을 보여 주었다.

(2) 약점(W)
이 팀은 가난한 팀이며 너무 적은 예산 지원이다. 메이저리그에서 뉴욕 양키즈는 한경기에 들인 금액이 140만 달러, 오클랜드 애슬레틱스는 고작 24만 달러였다.
그러나, 이러한 약점을 갖고 있던 애슬레틱스팀은 최저 비용으로 최대의 효과를 나타내는 신화를 이루었다.
이른바, '경제의 원칙'이다.

(3) 기회요소(O)
약점을 장점으로 돌리 수 있었던 빌리 빈은 가난한 구단의 적은 예산이었기 때문에 팀에 필요한 좋은 선수들을 스카우트 할 수 없었으므로 재능은 있지만 인정받지 못했던 선수들을 경기 데이터 분석 자료만을 바탕으로 선수들의 재능을 평가하고 적은 비용으로 높은 효과를 거두어 역사상 최초로 20승이라는 신화를 이룰 수 있게 되었다.

(4) 위험요소(T)
팀에는 너무나 뛰어났던 독보직인 한 선수가 있었다. 그 선수 때문에 빌리빈이 데이터로 수치화된 개개인의 포지션이 다른 영입해온 선수가 될 수 없게 되자 빌리 빈은 가차 없이 잘 하는 스타급 선수를 이적 시켜 버린다. 그 선수로 인해서 팀이 지고 있다고 생각했던 것이다.
리더는 위험요소는 과감하게 제거 할 수 있어어 한다는 것을 깨달았다.

이것을 내가 다니고 있는 병원에 팀장으로써 어떻게 접목 시킬지 생각해 보았다.
강점을 부각시키는 것은 우리병원은 직원이 오래 근무하여 웬만한 환자들은 이름을 기억하고 있다는 것이다.
CS교육을 통하여 강점인 친절과 환자를 대하는 태도에 신경쓰고 병원이 20년 된 병원이라 충성고객이 자리 잡고 있으니 그러한 고객층에게 더욱 관리에 신경을 쓰고 쿠폰할인서비스 데모 관리 무료 서비스 등을 제공하여 그 사람이 다른 고객을 유입할 수 있게 한다.
또한, 우리 병원의 강점인 여드름 치료로 소문이 났다는 것이다.
환자들이 더욱 많이 늘게 하기 위하여 다양한 프로그램을 준비해야 한다.
약점은 지역이 중랑구 면목동이며 오래된 병원이다 보니 인테리어가 고급스럽지 못하고 원장님이 연세가 있으셔서 직원들 유니폼이 세련되지 못하다는 것이다.
그러한, 약점을 보안하기 위해서 과감한 투자를 해야 할 것이며 좀 더 세련되고, 깨끗하고 쾌적한 상태의 병원으로 변화하는 것도 좋은 방법이라고 생각한다.
유니폼도 깨끗하며 고급스러운 유니폼으로 바꿔야 한다.

SEVEN- UP에서 DRESS- UP, CLEAN-UP의 중요성이 강조되듯이 그러한 약점은 빨리 제거를 해야 한다고 생각한다.
기회요소를 잡아라. 기회요소는 이 지역 근처에 아직 피부과가 많지 않으며 우리 병원만의 특별한 관리프로그램으로 다른 병원과 차별화를 해야 한다. 아직 주변에 많은 병원이 없다는 좋은 기회로 다양한 관리 프로그램과 우리 병원만의 특별한 이벤트를 만들어 주변의 고객의 맘을 사로잡을 수 있어야 한다.
이러한 방법 중에는 학교에서 배운 방법 중 환자 레이저 시술 후 홈 케어 방법을 동영상으로 제작하여 보낸 다거나, 관리 후 쓰는 제품에 대해 쓰는 순서나 쓰는 방법 등을 동영상으로 제작 하여 보내는 우리만의 특별한 아이템을 구성해야 한다.
위험요소 제거는 안주하는 것이다. 요즘 환자들은 직원들보다 더 많은 지식 속에 있다. 더 많은 레이저를 알고 있고 더 많은 주사제를 알고 있으며 많은 피부 관리 프로그램에 대해 문의하고 상담한다.
직원들에게 우리 병원에서만 하는 관리나 레이저에 대한 교육이 아닌 모든 피부과 쓰고 있는 레이저나 관리, 피부과와 연관 되어 있는 성형외과에 대한 내용을 공부시키는 것이다.
그렇게 하여 직원 누구에게나 피부에 대한 프로그램에 물을 때 주저 없이 답해줄 수 있는 능력을 키워야 하겠다.
여러 방면으로 끊임없이 연구하고 시도하여 비록 우리병원은 '스몰마켓'이지만 최소비용으로 최대효과를 낼 수 있도록 우리만의 노력이 필요하다.
그러면 머니 볼처럼 돈으로 강남의 대형 프랜차이즈만이 성공하는 것이 아니라 작지만 알차고 많은 수익을 얻는 병원으로 만들 수 있다는 확인이 든다.

삼육보건대학교 평생교육원 토탈미용학과 김선영

CHAPTER 8

고객을 불러 모으는 역발상 마케팅 코드 42

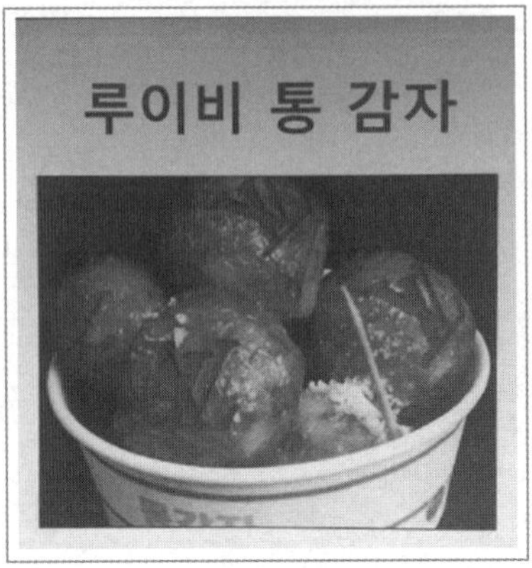

나만의 개인적인 미용 경영학을 바라보는 불편한 진실은 항상 똑같다는 것이다.

살롱의 규모, 로케이션, 직원 성향 등 다 같은 수가 없는데 미용경영학에서의 마케팅은 크게 다를 바 없는 비슷한 시각에 놓여있다.

할인율과 판촉을 빼면 미용실에서의 마케팅은 존재하지 않는다고 해도 과언이 아니다. 물론, 이러한 방법론적인 부분은 일반 경영학에서도 크게 다르지 않다.

하지만, 최근 고객 소비 트렌드를 반영한 광고를 보라.

발 빠른 트렌드를 선보이며, 굳이 특정 제품에 대한 기능과 설명보다는 스토리텔링을 구사하여 전체적인 후광 효과를 연출하는가 하면 고객의 궁금증을 유발하는 티저는 고전이 되었다.

이제 우리 뷰티 산업도 달리 생각해보자. 아니 현실과 소비자 니즈에 조금이라도 부합해 보자는 것이다.

위의 그림은 가상으로 만들어서 기획해 본 것이다.

고속도로 휴게소 통감자 코너에 이름만 달리하고, 로고를 형상화해서 '루이비통 감자'라고 이름 지으면 어떨까?

고객은 분명 웃음을 지으며, 일반 감자 값에 비해 500원이나 더 비싸도 할지라도 구매할 것이다.

"어 명품 감자네……. ㅋㅋㅋ..."

이제는 마케팅을 위한 마케팅을 기획할 것이 아니라, 고객 입장에서 생각하고, 현실에서도 바로 접목한 이른바 역발상 마케팅을 기획하자.

이하 소개될 '고객을 불러 모으는 역발상 마케팅 코드 42'는 그냥 상상으로만 그친 것이 아니라 소위 잘 나가는 살롱, 매출이 높은 살롱에서 시행해서 성공을 거둔 전략을 소개한 것이다.

옛말에 "일찍 일어나는 새가 벌레를 잡는다고 했다."는 지극이 새의 관점에서 바라본 속담이다. 그럼, 벌레 입장에서 생각해 본 적이 있는가?

조금 더 게으름 피우고, 늦잠 잘 것을 괜히 먼저 일찍 일어나서 새의 먹이가 된 셈이다.

남들보다 앞서가고 싶은가?

그렇다면, 방법 또한 달라야 한다는 것이 '고객을 불러 모으는 역발상 마케팅 코드 42'의 핵심이다.

자, 그럼 지금부터 하나씩 함께 고민하면서, 함께 풀어보도록 하자.

1. 레알 Cash Back

'캐시 백'

말 그대로 현금을 돌려주자. 굳이 미용실이나 피부 관리실이 아니더라도 요즘은 항공사, 대형 할인마트, 영화관, 주유소, 프랜차이즈 제과점 같은 경우 고객의 사용 실적에 따라 포인트를 적립해주는 곳이 많다.

아니 오히려 고객을 묶어 두기 위한 포인트 제도를 시행하지 않는 곳을 찾아보기가 더 힘들 것 같다.

하지만, 고객 입장에서 보면 포인트 적립은 꼼꼼히 하고 있는데, 막상 쓰려고 하면 어떻게 사용해야 되는지 막막하기만 하다. 홈페이지를 통해 회원 가입을 해야 하는 번거로움이 있는가 하면 고객이 꼭 필요하지 않는 대체 상품을 받아오는 경우도 종종 있다.

따라서, 고객이 방문 횟수에 따라 쌓은 실적을 정말 현금으로 돌려주자.

예를 들어 카드는 1%, 현금은 5%의 적립 포인트를 쌓아주고, 5,000 포인트 이상부터는 현금으로 돌려준다면 고객은 예상치 않은 횡재에 금액의 높고, 낮음에 상관없이 기뻐하게 된다. 또한, 살롱의 입장에서는 애써 현금 유도를 권하는 번거로움도 없앨 수 있다.

단, 이때는 미리 준비된 고급스런 살롱 봉투에 빳빳한 신권을 담아서 정성스레 전해 준다면 고객의 만족도는 더 높아질 것이다.

2. 2014년 1월 청말띠 고객 30% 할인

연말과 연초는 사람들을 숙연하게도, 들뜨게도 만드는 묘한 마력이 있다.

특히, 연초는 각종 띠에 대한 마케팅이 활발하게 전개되는데 띠에 얽힌 설화나 전설, 이미지를 통해 유아용품 프로모션과 캘린더 판촉 등 다양한 분야에서 발 빠른 마케팅 행보를 선보이다.

뷰티 살롱에서도 불특정 다수를 상대로 한 무분별한 할인 이벤트어 살롱의 브랜드 이미지를 낮추기 보다는 특정 고객에 초점을 맞추고, 보는 사람도 재미있어하는 '띠 마케팅'을 활용해 보자.

2014년은 청말 띠의 해이다. 60년 만에 한번 돌아오는 청말 띠는 서유럽에서는 행운을 가져오게 하는 유니콘의 전설이 있고, 동

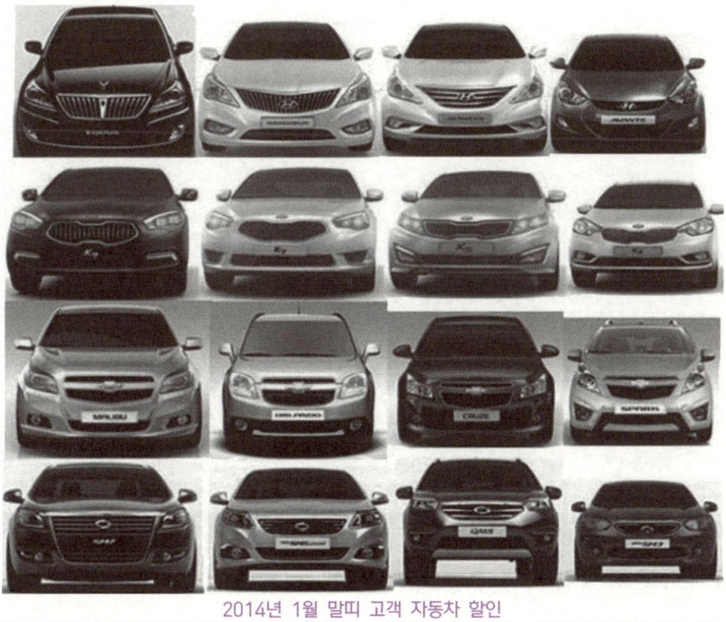

2014년 1월 말띠 고객 자동차 할인

양권에서의 청색은 '木'의 기운이 있어 이때에 태어난 아기들은 성격이 진취적이고, 곧다고 한다. 또한, 말의 이미지 자체가 박력과 생동감으로 표현되기도 한다.

이를 토대로 본다면 66년생(49세), 78년생(37세), 90년생(25세), 2002년생(13세)이 살롱에 고객단가와 꾸준한 재방문율을 높이는 주축이 된다. 특히, 2002년 한, 일 월드컵 4강의 신화 속에 태어난 초등학생은 행운의 상징이 아니겠는가?

2014년 1월 모든 고객의 대박을 기원하며, 청말 띠 고객 30% 할인 이벤트를 계획해서, 현수막을 달아보자.

주인공인 말띠 고객들도, 주인공이 아닌 다른 일반 고객들도 한 번은 웃으며 관심 있게 살롱 주변을 지나칠 수 있을 것이다.

3. 전단지 보다는 쿠폰 북을 나눠주자.

어류는 낮은 생존율로 인해 다량의 알을 방사한다. 수백, 수천 개의 알이 방사되지만 부화할 확률은 1% 미만이고, 부화해서 치어로 성장한다고 하지만 그 생존율 역시 희박하다.

살롱의 홍보 전단지 역시 1% 미만대의 저조한 회수율을 보인다. 저마다의 살롱 홍보를 위한 콘셉트가 있고, 각종 할인율이 난무하지만, 고객은 쉽게 외면하기 일쑤다.

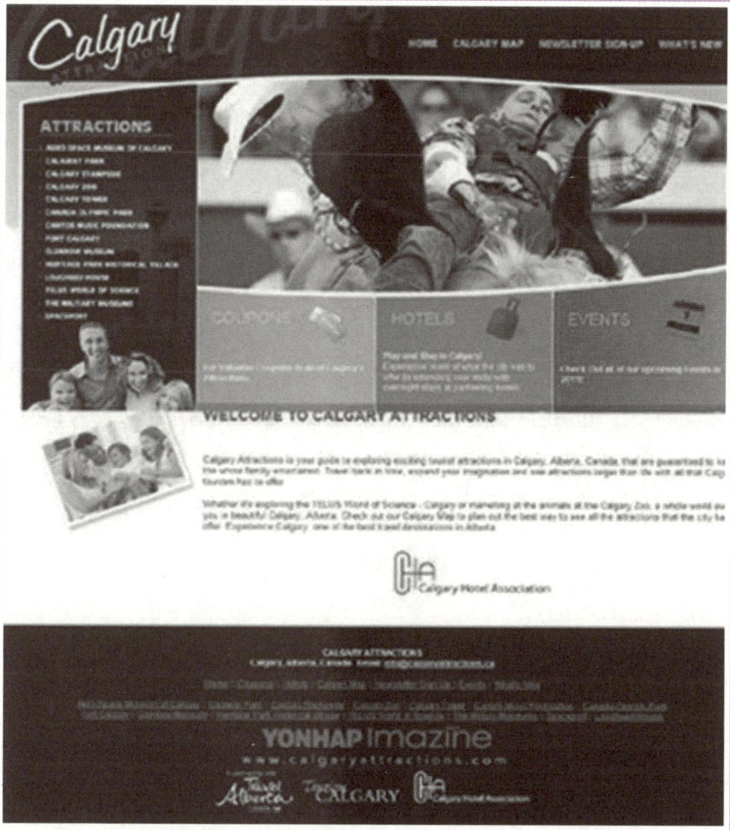

캐나다 앨버타 주 관광청의 캘거리에서 사용할 수 있는 쿠폰 북

출근길 지하철역을 중심으로 많은 사람들이 각자의 필요와 목적에 의해 전단지를 나눠주지만 출근길에 바쁜 불특정 고객에게는 하나의 번거로움에 지나지 않는다. 아니 쓰레기라고 표현해도 좋을 정도로 처리 자체가 곤란하다.

특히, 신규 살롱일 경우 신문 삽지에 전단지를 살포하는 경우가 많은데, 어디에 몇 부가 살포되는지 알 길이 없고, 일방적으로 뿌려졌다는 신문사의 통보에 수긍할 수밖에 없는 현실이다.

이제 뷰티 살롱에서도 전단지 보다는 다양한 시술이 복합적으로 묶여 있는 쿠폰 북을 제작하여 고객에게 나눠주자. 예를 들어, 디자인 커트 20%, 열 펌 25%, 모발 클리닉 30%, 염색 20% 등 다양한 할인율을 적용해 하나로 묶은 쿠폰 북을 제작하여 고객에게 나눠준다면 받자마자 쓰레기통으로 향하는 굴욕은 없을 것이다.

OO 프랜차이즈의 경우 꾸준히 쿠폰 북을 제작하여, 고객에게 나눠준 결과 15~20%의 놀라운 방문율을 기록하기도 하였다.

초기 투자비용은 전단지에 비해 비쌀지 모르나 회수율을 고려한 효율성을 반영한다면 다량의 쿠폰북 회수율이 훨씬 더 높은 가치 효용을 창출할 수 있다.

4. 추석, 설날 연휴 일주일 전 화투를 나눠주자.

우리나라 최대의 명절 '추석과 설날'각자의 고향을 향한 민족 대이동의 분주한 발걸음이 시작되고, 반가운 가족과 친지, 오랜만에 만나는 동창들과의 조우는 상상만으로도 기분 좋은 웃음이 입가에 번지고, 마음마저 넉넉해진다.

예전과는 상황이 많이 달라졌다고 하나 여전히 명절 연휴를 앞둔 1주일은 뷰티 살롱 어디를 가더라도 분주하다.

이에 대한 고객 보답과 펀 마케팅을 적용해 살롱에서 '화투'를 나눠주자. 명절 하면 떠오르는 대표적인 키워드에 반드시 'GO STOP'이 끼게 된다.

실제 먹골역 인근 OO미용실에서 추석을 앞두고, 화투를 나눠준 결과 100%에 가까운 고객이 즐거워했으며, OO 미용실에서 화투를 받았다고 입소문을 내는 놀라운 결과로 이어졌다.

명절 연휴 일주일 전 화투 50개~100개를 준비해서 고객에게 나눠주자. 적은 비용이 투자 되었지만 화투를 받은 고객은 그 살롱의 홍보 대사가 되어 주변 10사람에게 얘기하는 놀라운 바이럴을 경험하게 될 것이다.

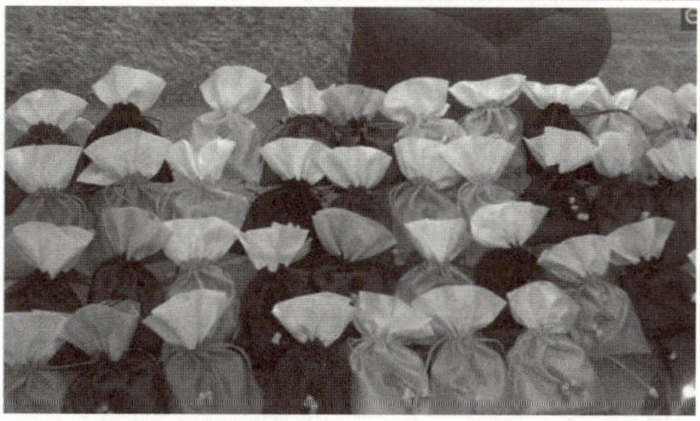

블라인드 마케팅이 가미된 명절 화투 福 증정 이벤트

5. 뷰티 살롱에서도 코즈 마케팅이 가능하다.

코즈 마케팅이란? 사회가 추구하는 공익적 가치와 기업이 추구하는 경제적 가치를 동시에 추구하는 마케팅이다.

2011년 하버드 비즈니스 리뷰 아티클에서 하버드 대학의 마이크 포터 교수와 마크 크레이머 교수가 공유가치창출이라는 개념을 제시하였다.

공유가치창출에 있어서 기업들이 사회적인 현안의 문제들을 책임을 지는 것은 고사하고, 기업들의 다양한 사회적 참여가 사회적으로 더 큰 문제를 야기한다고 주장하였다. 또한, 기업의 존재 목적이 단순한 이윤 창출이 아닌 경제적 가치와 사회적 가치를 동시에 창출하는 쪽으로 바뀌어야 하며, 이러한 공유 가능한 가치를 창출하는 것은 기업의 몫이라고 주장했다.

코즈 마케팅은 첫 사례로는 1984년 미국 아메리칸 익스프레스사가 자사의 마케팅 활동을 자유의 여신상 복원 프로젝트와 연계하면서 처음 소개 되었다.

아메리칸 익스프레스는 고객이 카드를 사용할 때마다 1센트, 신규가입 시마다 1달러를 자유의 여신상 복원 성금으로 기부하기로 했다.

당시 전반적으로 침체 분위기에 있던 미국 내 사회적 분위기 속에서 미국의 자존심이라 여겨지던 자유의 여신상 복원은 미국인들에게 큰 의미로 다가왔다.

캠페인 기간 동안 총 170만 달러의 성금이 모아졌고, 카드 사용량은 27%나 증가하는 성공을 거두었다.

이렇듯 코즈 마케팅은 기업이 소비자를 통해 기업이 추구하는 경제적 가치와 사회가 추구하는 공익적 가치를 동시에 추구하는데 있다.

또한, 코즈 마케팅의 대표적인 기업 성공 사례로 탐스 슈즈가 손꼽힌다.

2006년 아르헨티나를 방문했던 창업자 블레이크 마이코스키는 아르헨티나의 전통 신발에서 영감을 얻었다. 플랫한 고무 밑창에 천으로 되어있는 심플한 디자인의 탐스 슈즈는 가볍고 착용감이 좋아 사람들 사이에서 입소문이 나기 시작했다.

또한, 기업의 공유 가치 창출은 'One for one'이라는 슬로건 아래 신발이 한 켤레 팔릴 때마다 신발 없이 생활하는 빈민국 아이들에게 한 켤레의 신발을 기부하는 것이다.

탐스 슈즈 창업자 블레이크 마이코스키는 세계 10억 명의 인구가 흙을 통해 인체에 침투하는 질병에 걸릴 위기에 처해 있으며, 단순히 신발을 신는 것만으로도 대부분의 질병들을 예방할 수 있다고 말했다.

2006년 런칭 첫 해 10,000켤레의 신발을 기부하였고, 2010년 9월 누적 1,000,000켤레의 신발을 기부하였다.

탐스 슈즈의 직원들은 'One for one'전략아래 매출이 얼마인가?를 묻기 보다는 몇 켤레를 기부했냐고 묻는다고 한다.

그렇다면, 과연 일반 대기업에서만 코즈 마케팅이 가능한 것일까?

뷰티 살롱의 경우에도 최근 사회적 관심과 이슈를 대상으로 코즈 마케팅을 실행할 수 있다.

예를 들어 당연한 우리나라 영토인 독도는 국제적으로 일본과 영토 분쟁중이며, 한창 자라나는 아이들의 교과서가 왜곡되고, 국제적으로도 일본해로 표기되어 있는 곳이 많다고 한다.

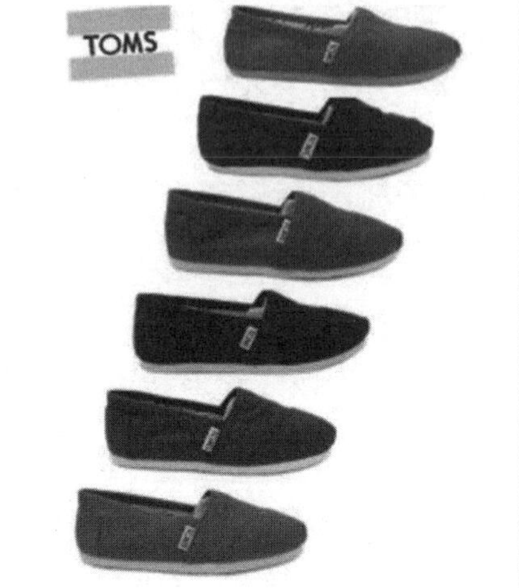

탐스 슈즈

따라서, 살롱 전면에 크게 현수막을 부착하고, 매장 내에는 독도 사진을 크게 인화하여 살롱 매출의 1%는 독도 홍보와 알림 운동에 기부한다는 내용으로 코즈 마케팅을 실행할 수 있을 것이다.

또한, 온실가스의 주범으로 알려진 일반 헤어스프레이를 사용을 하지 않고, 친환경적인 제품만을 사용하는 콘셉트 살롱으로 거듭나는 것만으로도 충분히 사회 환경 운동에 동참할 수 있다.

보다 적극적인 환경 코즈 마케팅으로는 가정에서 쓰다 남은 폐건전지를 수거하고, 수거된 폐건전지는 따로 모아져 환경 단체에 모아 폐기 시킬 수 있다.

아울러, 폐건전지를 가져온 고객에 한하여 20% 정도의 할인율을 적용시킨다면 고객의 관심은 물론, 넓은 범위에서의 사회 환경 운동에 참여하게 되는 것이다.

막연히 어렵게만 생각하지 말고, 살롱 주변에서 우리의 이웃들과 더불어 공생하고, 동참할 수 있는 공유가치 창출을 통해 고객들에게도 착한 소비를 실행해보자.

6. 쇼핑백 대신 쓰레기 종량제 봉투에 제품을 담아주자.

포장이란 말 그대로 종이나 천 따위로 물건을 싸서 꾸리는 것을 의미한다.

따라서, 좁은 의미로는 내용물을 보호하는 것이 주된 기능이긴 하나 넓은 의미에서는 내용물의 이미지나 가치 척도를 정하는 기준이 되기도 한다.

명품 시계나 고가의 제품을 구매할 경우를 보더라도 외부 포장까지 세심하게 신경 써서 고급스런 이미지를 연출한다.

실제 미용실을 찾는 워크-인 고객은 반경 1km내에서 올 수 있는 확률이 가장 높다. 역세권이나 번화가를 제외하면 거의 대부분의 고객은 걸어서 10분에서 15분 거리내의 미용실을 선호한다는 것이다.

따라서, 이웃 주민일 가능성이 높고, 미용실 주변에 거주하는 고객이 많다.

미용실에서도 화학 시술 외 점판용 제품을 구매하는 고객에게는 고급 쇼핑 백에 담아준다. 미용실 측에서는 쇼핑 백 한 개당 약 200~300원대의 비용으로 발생하고, 고객의 입장에서는 제품을 담아간 후 이후에는 무의미하게 버려지는 경우가 허다하다. 환경적인 측면에서도 내용물을 보호하고자 제작된 강화 압축 코팅지는 환경오염의 주범이 되기도 하고, 재활용 또한 어렵다.

결국, 미용실 입장에서나 고객의 입장에서도, 환경적인 측면에서도 누구하나 이로울 것이 없다.

이럴 바엔 아예 쓰레기 종량제 봉투에 고객이 구입한 헤어 제품을 담아서 주자.

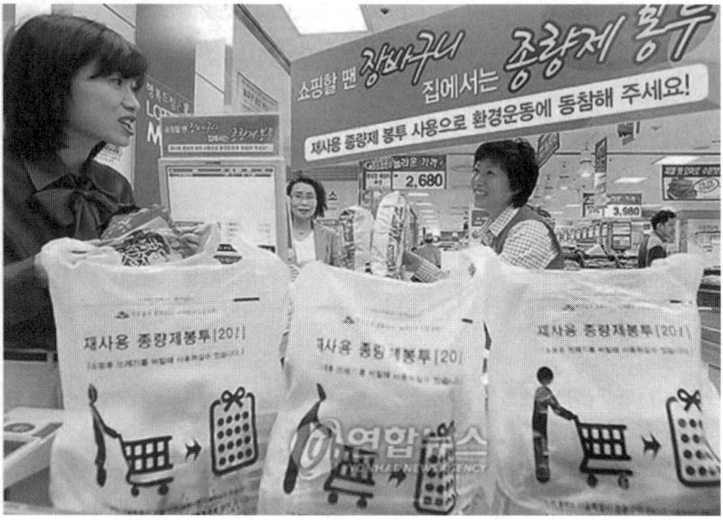
쇼핑할 땐 장바구니
집에서는 종량제 봉투
재사용 종량제 봉투 사용으로 환경운동에 동참해 주세요!
2,680
재사용 종량제봉투[20l]
재사용 종량제봉투[20l]
연합뉴스

롯데 마트 재사용 쓰레기 종량제 봉투 프로모션

살롱에서도 쇼핑백 구매 비용보다는 낮은 고정 비용이 들고, 고객 입장에서도 이후에는 쓰레기를 효율적으로 버릴 수 도 있다. 마지막으로 넓은 의미의 환경 보호에도 이바지 할 수 있는 것이다.

'아베다'제품의 경우 친환경적 이미지를 대표한다. 고객 입장에서도 예뻐지기 위해 화학 시술을 받기는 하지만 미용실 내 화학제품에 대한 염려까지는 떨쳐 내기는 힘들다.

최근에는 전자파와 NO 암모니아를 표방하는 친환경 미용실이 증가세이다.

친환경 웰빙 콘셉트의 미용실에 쓰레기 종량제 봉투를 활용한다면 고객의 가치는 높이고, 고객의 염려는 줄일 수 있는 일거양득의 효과를 볼 수 있다.

고객의 건강과 친환경을 내세워 이제는 획일적인 쇼핑 백 대신 미용실 주변 지역에서 통용되는 쓰레기 종량제 봉투에 제품을 담아주자.

마지막으로 쓰레기 종량제 봉투는 고객의 뇌리에도 오랫동안 남아 있을 것이며, 고객의 입소문을 타고 또 다른 고객을 창출 할

7. '마니또 게임'을 아시나요?

수 있는 바이럴 마케팅도 도움이 된다.

'마니또'(Manito)를 아시나요? 안다면 당신은 이미 기성세대?…

'마니또'란 '비밀 친구'란 뜻을 지닌 이태리어다.

제비뽑기 등을 통하여 자신이 뽑은 쪽지에 적힌 친구의 '수호천사'가 되어 비밀리에 선행을 베풀고 도와주는 것을 말한다.

요즘 같은 아이돌 세대에는 다소 생소할지 몰라도 필자와 같은 40대의 기성세대라면 누구나 한번쯤은 해본 경험이 있을 것이다.

필자는 초등학교 때 담임선생님의 제안으로 '마니또'를 해 본 기억이 있다. 남자와 여자로 나뉘어 각자 제비를 뽑았는데 은근히 내가 좋아하는 여자 친구가 뽑혔으면 하고 은근히 조바심 냈던 기억마저 생생하다.

내가 좋아하는 여자 친구를 뽑지는 못했지만, 필자는 필자의 '마니또'를 위해 아침 일찍 등교하여 책상에 우유와 빵을 놓아준 적도 있고, 그 친구가 당번일 때는 그 친구 몰래 화장실 청소까지 해 준적이 있다.

그 때의 화장실 청소를 해 준 덕택에 필자는 필자의 '마니또'에게 들키고 말았다.

그렇게 나의 선행은 채 1주일은 넘기지 못했다.

'마니또'를 제안했던 담임선생님은 한 달간의 기간을 정해 '마니또'를 들키지 않고, 계속 선행을 베풀면 샤프 펜슬과 공책을 선물로 주신다고 하였다.

저마다 '마니또'몰래 선행하라, 자신의 '마니또'를 찾으랴 분주하면서도 그렇게 즐거운 한 달이 지났다.

지금처럼 학교 폭력이나 왕따는 찾아볼 수 없었고, 그렇게 게임을 즐기면서도 훈훈한 분위기가 자연스레 연출되었다.

미용실에서는 미용사의 경력에 따라 크게 디자이너와 스텝(초보 미용사)으로 양분된다.

스텝은 디자이너의 시술을 보조하고, 고객들을 접객하는 일 외에도 여러 가지 매장에서의 궂은 일을 많이 한다.

필자 또한 디자이너가 되기 위한 당연한 수순으로 받아들이며, 손에 물기 마를 날이 없는 2년여의 스텝 생활을 보냈다. 하지만, 지금은 상황이 많이 달라졌다.

어느덧 미용은 3D(Difficult/Dirty/Dangerous)업종으로 구분되어 젊은 층 사이에서 인기 없는 직종으로 전락했고, 미용 대학의 헤어 전공자의 실제 미용실 취업률은 10% 미만으로 높지 않다.

초등학교의 기억을 떠올리며 이제는 살롱에서도 '마니또'게임을 해보자.

디자이너와 인턴을 구분하여 각자 제비를 뽑고, 자신이 뽑은 '마니또'의 수호천사가 되어 남모르게 선행을 베푼다면 살롱의 분위기는 자연 좋아질 것이다. 원장님도 함께 참여한다면 직원과의 남다른 애틋함을 느낄 수도 있다.

요즘 가장 인기 있다는 오디션 프로그램에서는 유명 프로듀서와 가수 지망생이 한 팀이 되는 멘토와 멘티가 등장한다. 살롱에서도 멘토와 멘티를 묶어 멘티의 빠른 성장을 기대하기는 하지만 부작용 또한 만만치 않다.

멘토의 혹독한 지도 아래 퇴사하는 멘티들도 많고, 자신의 멘토 외에는 서로 도와주지 않는 이기적인 모습의 역효과가 발생하는 경우도 종종 있다.

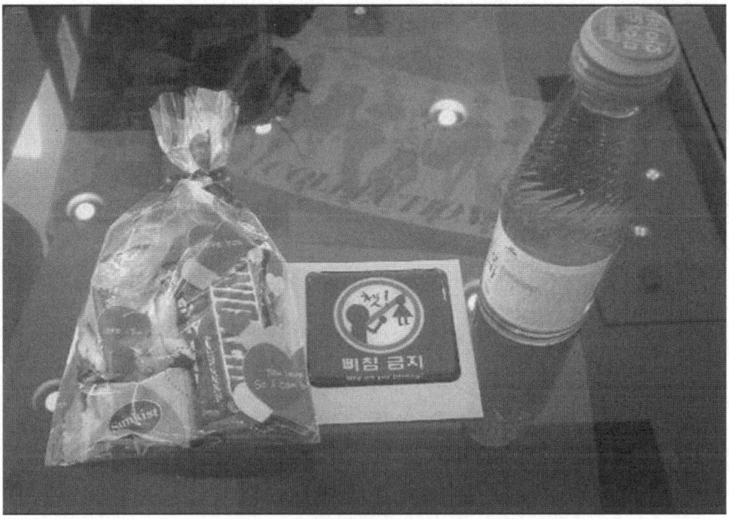

미용실 동료 마니또의 블라인드 선행

함께 일하는 동료를 자연스럽게 도와주고, 선행을 베푸는 '마니또'게임을 해보자. 그리고, 가장 오랫동안 '마니또'를 지킨 직원에게 포상을 한다면 자신도 모르는 사이에 동료애와 애사심이 증가할 것이다.

8. 5만원대 회전 진열대로 전문 점판 직원을 채용하자.

VMD(Visual MerchanDising) = Visual(시각화) + Merchandising(상품기획)으로 상품 기획을 시각화 하는 것으로 전시와 연출을 통해 상품을 보기 좋고, 선택하기 쉽고, 사기 쉽게 분류하고, 연출하는 종합적인 시각 표현을 의미한다.

매년 열리는 자동차 신차 발표회나 모터쇼에서도 자동차의 성능이나 차별화된 특징을 보다 효과적으로 연출하기 위해 일반 소비자가 선호하는 흰색이나 은색 등의 색깔보다는 가장 시각적으로 눈에 띄는 빨강이나 노랑, 초록 등의 컬러풀한 자동차가 등장한다.

실제 주행 성능을 비교 시험하는 장이 아니기 때문에 자동차의 디자인과 색깔이 고객의 중요한 판단 근거가 되고, 그러한 이유로 조명이나 아름다운 도우미들이 360도 회전되는 자동차를 중심으로 열심히 홍보한다.

자동차가 아니더라도 새롭게 발표되는 신상 핸드폰의 경우에도 다른 핸드폰과는 차별화되게 회전 진열대에 올려져 고객의 시선을 사로잡는다.

이젠 살롱에서도 회전 진열대를 활용한 점판 진열을 계획할 때이다. 진열 장소는 고객이 마지막으로 지갑을 여는 카운터가 적합하다.

카운터 위에 회전 진열대를 설치하고, 시즌별로 혹은 고객에게 가장 주목 받는 제품을 히트 상품이라는 타이틀로 올려놓으면, 고객의 시선을 사로잡을 수 있는 것은 물론이거니와 구매력도 자연 높아지게 된다.

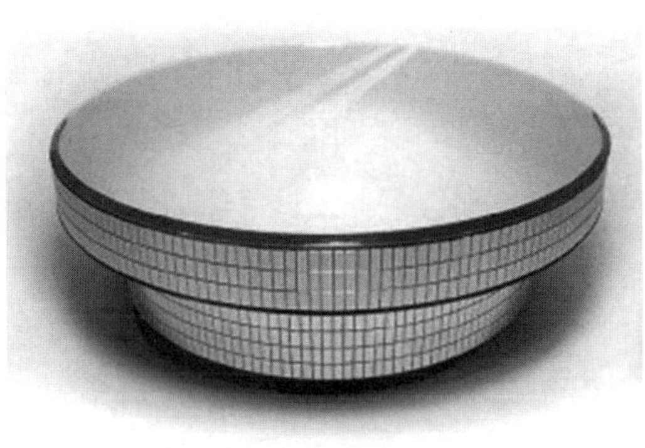

회전 진열대

위에서 보는 바와 같이 회전 진열대에 고객의 선호도가 높은 기능성 샴푸로, 스타일링 왁스, 에센스 등을 올려놓고, 히트 상품이라는 타이틀을 붙인다면 고객 1인당 제품 판매 비율은 높아지게 되고, 1인당 객단가 역시 상승하게 된다.

굳이 제품 판매를 위한 치졸한 상술이 아니더라도 고객은 신뢰를 바탕으로 제품을 구매하는 경우가 많아 자연 재방문율도 증가하게 된다.

5만 원대의 저렴한 회전 진열대를 사용하여, 말은 하지 않지만, 강력한 메시지를 전달할 수 있는 또 다른 제 3의 리테일 전문 직원을 영입해보자.

9. Back bar용(덕용) 샴푸도 판매하자.

주말이면 요즘 인기리에 방영되고 있는 KBS 2 TV 주말 연속극 '왕가네 식구들'을 종종 본다. 가족 간의 갈등이나 삶의 방식이 일반인들과 별반 다르지 않아 동시간대 40%대로 시청률이 높다. 극 중 왕가네 식구들의 중심인 왕봉 가족의 가훈은 '입장 바꿔 생각하자.'이다. 쉬울 듯 실천이 어려운 말이다.

이젠 살롱에서도 고객의 입장에 서서 입장 바꿔 생각해보자.

살롱마다 상황은 조금씩 다르더라도 점판 제품 비율을 보게 되면 기능성 샴푸류가 압도적으로 높은 편이다. 고객들은 살롱에서 보다 전문적이고, 기능적인 제품을 살 수 있다는 생각에 자신의 두피나 모발 타입에 맞는 샴푸를 선택하게 된다.

하지만, 언제나 전문 점판용 샴푸의 용량은 너무나 적다. 보통 150~200ML, 혹은 200~300ML의 샴푸들이 25,000원에서 30,000원대에 판매된다. 역시나 고객은 용량 대비 높은 가격 앞에 한번은 더 고민하게 되는 셈이다.

반대로, 고객 샴푸시에 사용되는 Back bar용 샴푸의 경우 보통 1,000ML~1,500ML로 용량이 훨씬 많다. 하지만, 이 제품은 화학 시술 전에 사용되는 제품이라 생각하고, 누구도 고객에게 판매할 생각은 하지 않는다.

입장 바꿔 생각해 보자. 샴푸류는 주로 남성 고객에 비해 여성 고객의 판매 비율이 높은데 가족 중에서도 여자가 많은 가정에서는 150ML~200ML대의 샴푸는 적합하지가 않다. 또한, 마트에서의 샴푸 판매 비율이 가장 높은 것으로 집계되는데 선택의 기준은 바로 용량인 것이다.

살롱의 Back bar에서는 천연 계면 활성제가 첨가된 순한 샴푸류에서부터 모발을 보호하고, 두피의 기능을 회복시켜 탈모에도 효과적인 다양한 샴푸류가 공존한다.

따라서, 점판용 제품만이 고객에게 판매된다는 생각을 버리고, 이제는 샴푸실의 고객용 Back bar 샴푸도 판매될 수 있다는 역지사지를 생각하자.

고객의 입장에서 용량 대비 가격적인 만족도를 한층 더 높여 줄 수 있을 것이다.

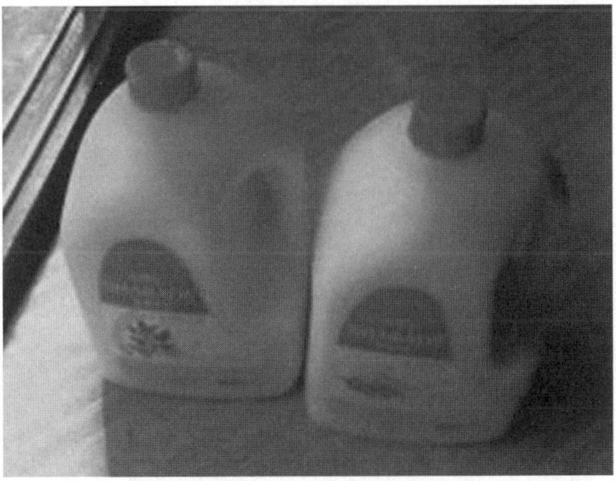

대용량, 덕용, 리필용 샴푸

10. 스피드 퀴즈로 제품 공부를 하자.

"원장님께서 다음주에 시험 본다고 하시니까 이번 주까지 두피 시술 제품류 다 외워."그리고는 두꺼운 매뉴얼을 던져준다. 흔히 볼 수 있는 미용실내에서의 진풍경(?)이다.

미용사의 경우 이론보다는 실기에 편중된 시간이 많아 자연 딱딱한 이론 앞에서는 한없이 작아질 수밖에 없다.

또한, 시험을 본다. 시험에서 점수나 낮은 사람은 급여를 삭감한다는 등 엄포 또한 뒤따르게 되니 그 위축감과 중압감은 이루말할 수가 없다.

다양한 고객을 접하고, 상담을 하는 미용사의 직업적 특성상 독서 경영은 굉장히 중요한 운영상의 방법이지만, 월 1회 운영되는 독서 경영에 염증을 느끼고, 퇴사하는 미용사도 많다.

우리나라의 월 평균 1인당 국민당 독서량은 1.3권으로 OECD국가 기준으로도 최하위권 수준이며, 실제로 미용사의 평균 독서량은 일반인 평균의 반도 못 미치게 저조하다. 여기에는 스마트 폰도 한 몫을 하고 있는 것 같다.

모발과 시술, 점판용 제품에 대한 전문적인 지식이 있어야 하는 미용사에게 학습을 시켜야 한다면 이제는 딱딱한 단순 암기식의 학습 방법을 탈피해 보자.

살롱 자체 워크숍이나 조회를 통해 이제는 자연스럽게 스피드 퀴즈를 해보자.

스케치북에 제품의 이름이나 기구로, 기타 모발에 관련된 단어를 기재해 1분 동안 직원들과 스피드 퀴즈를 한다. 한 사람이 설명하고, 나머지 직원이 맞추는 방식이다.

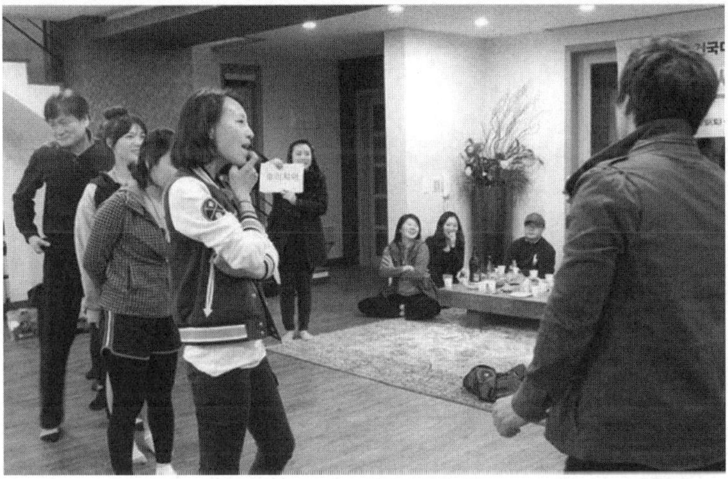

직원 워크숍에서 제품 스피드 퀴즈

재미도 있을뿐더러 자연스럽게 제품에 대해 혹은 시술 방법에 대해 공부할 수 있다. 또한, 1분이라는 한정된 시간 속에서 퀴즈를 풀어야 하므로 핵심적인 제품의 팁을 얻을 수 있다.

이 글을 쓰면서 반문하고 싶은 생각도 해본다. 과연? 그런 과제를 내 주신 선배 원장님들은 탁월한 이론과 다양한 책을 많이 읽으셨느냐고?...

이제는 시대의 요구에 편승하여 권위를 바탕으로 한 맹목적인 지시의 반복보다는 자연스런 호응과 좋은 결과물을 창출 할 수 있는 현명한 경영 방법이 대세라 하겠다.

11. 잠자는 고객(휴면 고객) 할인율로 깨우자.

STP 전략은 마케팅의 가장 기본적인 개념이다.

S : segmentation(세분화)
T : targeting(타겟 선정)
P : positioning (위치선정)

첫 번째, 세그멘테이션(S)은 이른바 시장 세분화 전략이다. 자사 상품을 사용할 대상이 있는 시장을 그냥 막연하게 파악을 하는 것이 아니라 상품에 맞게 세분화하는 것이다.
두 번째, 타겟팅(T)은 상품에 적합한 시장을 선택하는 것이고, 마지막 포지셔닝은 타사 제품과 비교 우위적인 요소를 가려내어 시장 내에 위치시키는 것이다.

타겟팅(T)과 포지셔닝(P)은 잠시 접어 두고 이를 토대로 살롱에서도 고객 분류를 통한 세크멘테이션을 해보자.

살롱의 고객은 크게 우량 고객, 단골 고객, 휴면 고객, 이탈 고객으로 나눌 수 있다.

우량 고객은 높은 객단가의 20~30대 여성 고객으로 분류할 수 있고, 단골 고객은 재방문율이 높은 고객으로 나눌 수 있다. 휴면 고객은 일정 기간 동안 방문이 없는 고객을 지칭하며, 이탈 고객은 이사나 이직 등 기타의 이유로 매장 방문이 없는 고객을 말한다.

매장용 컴퓨터에 저장되어 있는 고객 관리 프로그램을 세그멘테이션하여 휴면 고객을 높은 할인율로 집중 공략하여 하자. 말 그대로 최근 8개월 이상 방문이 없는 휴면 고객의 잠을 깨우자는 것이다.

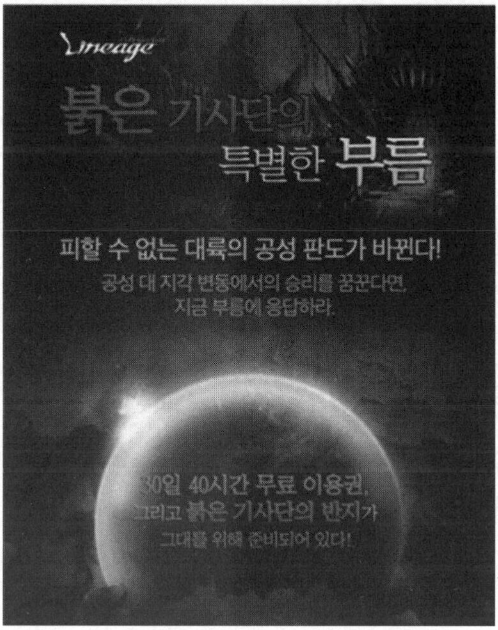

엔씨 소프트 '리니지' 휴면 고객 복귀 프로모션

한 번 이상 방문한 고객은 살롱의 고객 개인 정보가 남게 되고, 살롱의 정보 또한 고객 자신이 인지하고 있기 때문에 신규 고객보다는 살롱 재방문 유치가 한결 수월하다.

따라서, 남성 고객을 제외한 살롱 미방문 8개월 이상의 휴면 고객에게만 40% 이상의 높은 할인율을 적용하여, SMS를 발송하자. 아마도 높은 할인율에 이끌려 휴면 고객의 20% 이상은 재방문하게 되고, 전체 할인율을 적용한 홍보 방법 보다는 훨씬 더 높은 실질부가매출을 올릴 수 가 있게 된다.

12. 고객 마일리지 포인트에 유효 기간을 설정하자.

해마다 연말이나 연초에는 직장인들은 제 3의 월급이라 하여 연말 정산을 하게 된다. 1년간의 카드 실적을 꼼꼼히 챙기는가 하면 각종 영수증이나 증빙 서류들을 모으기에 분주하다.

여러 가지로 번거로운 일이기도 했으나 최근에는 국세청의 연말정산 간소화 서비스를 통해 한층 더 수월해 진 것도 사실이다.

프랜차이즈의 브랜드 살롱이 아니더라도 요즘 미용실에서는 고객의 사용 실적에 따라 포인트를 적립해 주는 미용실이 늘고 있다. 보통 현금 5%, 카드 1%의 비율이 적립하며, 고객의 현금 사용을 자연스레 늘리려는 느낌마저 든다.

포인트 즉 고객이 적립한 마일리지는 살롱에서 제공하는 할인율과는 또 다른 심리적인 부담이 작용한다.

할인율은 살롱에서 주는 것이지만 마일리지 포인트는 고객 자신의 것이라고 생각한다는 것이다.

7,8년 전 모 항공사에서 고객의 항공 마일리지를 10년으로 제한한다고 했을 때 그 항공사는 고객들의 항의성 전화 폭주로 실제 업무가 마비되었을 정도였다.

항공사에서 제공되는 마일리지는 사실상 사용하기가 쉽지 않다. 성수기를 피해야 하고, 사용되는 기간이 고객이 정하는 것이 아니라 항공사의 룰에 맞춰지기 때문에 실제 사용하기란 어렵다.

하지만, 그렇더라도 평생 보장받을 수 있는 마일리지가 사라진다고 하니 고객은 자신의 자산이 없어지는 것과 똑같은 반응을 보이게 된 것이다.

이제는 살롱에서도 1년 단위로 정산하여 고객이 쌓은 적립 포인트가 자동 소멸된다는 내용으로 SMS를 발송해 보자. 단, 특정 기간 동안 연장에 관한 연락이 있는 고객은 유예해주겠다는 내용과 함께…….

살롱은 당장 고객으로부터 항의성 전화를 많이 받을 것이다. 하지만, 그렇게 전화로 항의를 하는 고객은 애정이 있는 고객이다.

실제 인천의 모살롱은 이 전략으로 30% 휴면 고객이 재방문율 보였다.

잉어 양식장에 가물치를 풀어넣어 전체 잉어가 적당한 긴장과 스트레스로 건강을 유지하듯 이제는 고객에게도 신선한 자극을 줌으로서 새롭게 리드하는 마케팅을 새롭게 구사하자.

13. 여름철 회색 계열의 옷은 피하자.

계속해서 언급하지만 미용사의 옷차림은 고객의 신뢰를 가늠할 수 있는 척도이다. 더욱이 살롱을 처음 방문하는 고객이라면 자연 그 살롱의 직원 경력이나 정보에 대해 아는 것이 없다.

따라서, 고객은 미용사의 옷차림이나 스타일에 따라 기술력을 판단하는 경우가 많으므로 고객을 아름답게 연출하는 전문가라면 미용사 자신의 복장이나 스타일부터 돌아보는 것이 매우 중요하다.

무더운 여름철에는 자연 땀을 많이 흘릴 수밖에 없다. 체질에 따라 땀이 많은 미용사라면 여름철에는 특히나 회색 계열의 옷을 피하는 것이 좋다.

회색 계열의 옷은 땀이나 물에 젖었을 경우 훨씬 더 두드러져 보이고, 겨드랑이의 흥건한 땀은 시술에 앞서 고객의 불쾌감을 조성하기에 딱 좋은 아이템이다.

상담과 본인의 시술능력을 유감없이 발휘하여 고객을 들었다 놨다해야하는 전문 미용사라면 이제는 사소한 것에 까지 신경 쓰는 디테일을 발휘해 보자.

미처 발견하지 못한 미용사의 겨 땀은 노력의 흔적이라기보다는 미용사 자신의 굴욕과 고객의 민망함을 동시에 반영하는 것이다.

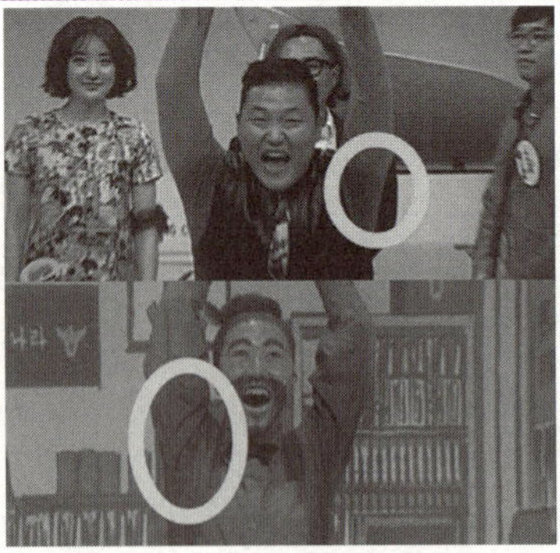

싸이의 겨 땀 굴욕과 노홍철의 패러디

14. 수험생과 가족을 위한 '얼차려'샴푸를 판매하자.

1년 12달 중 미용 산업에서의 불황기라면 보통 11월을 꼽을 수 있다. 최근 15년간의 데이터를 보더라도 11월은 미용실 최악의 매출을 기록한 월이다.

그 주요 요인을 분석해보면 고객들은 추석 전 무슨 큰일을 끝내기라도 할 듯 시간과 돈을 투자하여 미용실을 찾고, 가계 경제의 주체인 주부들은 월동 준비를 하느라 김장을 하고 이에 따른 불필요한 가계 소비 지출을 감소한다. 보통 불필요한 가계 소비 지출의 1순위는 네일아트, 피부미용, 헤어미용이 손꼽힌다.

마지막으로 대입 수학능력을 앞둔 수험생 집안에서는 누구하나 할 것 없이 가족모두 예민해지고, 수험생 자녀들의 눈치를 보지 않을 수 없다.

아무리 미신이라고해도 수험생 앞에서 손톱을 깎거나, 머리카락을 자르는 것은 어쩐지 찜찜하고 거북한 느낌을 떨쳐낼 수가 없다. 혹여 라도 나중에 수험생의 결과가 좋지 않을 경우에는 원망의 눈초리를 피할 방법이 없는 것이다.

이런 분석이 완료되었다고 하면 이제는 수험생과 가족을 위한 틈새시장을 공략해 보자.

수험생은 보통 잠과의 전쟁을 치르게 되고, 학부형 또한 노심초사 수험생과 함께 잠을 설치는 경우가 많다.

이런 수험생 가족을 위해 탈모 예방용 기능성 샴푸를 판매하자.

보통 기능성 샴푸에는 Menthol 성분이 가미되어 탁월한 휘산작용을 하게 된다. 휘산 작용이란 주변의 기화열을 흡수하며, 머리도 맑아지게 되고, 청량감이 부여되며, 기분까지 상쾌해진다. 흡사 박사 사탕과 같은 원리이다.

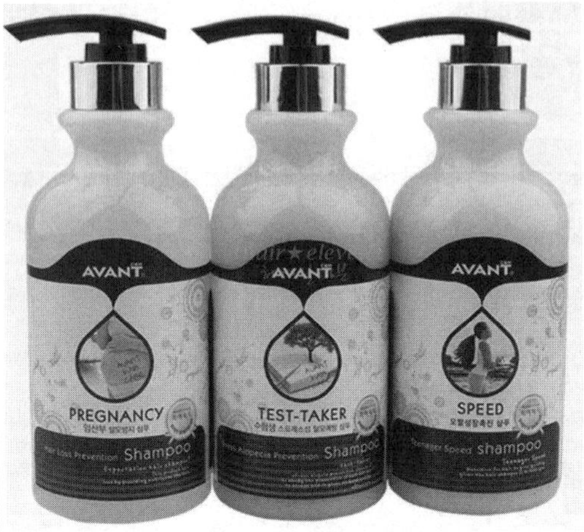

수험생을 위한 맞춤식 기능성 샴푸

따라서, 기능성 샴푸니 탈모용 샴푸니 하는 딱딱한 이름 보다는 수험생과 가족을 위한 '얼차려 샴푸', '박하 샴푸', '힐링 샴푸', '스트레스 제로 샴푸'라는 다소 고객에게 친숙한 이름으로 재탄생 시켜 카운터에 진열해보자.

지푸라기라도 잡는 심정으로 수험생은 물론이고 중학교 이상 학부형 고객이라면 자연 시선이 옮겨지게 될 것이다.

15. 여름철 쿨 방석, 아이 쿨 펠로우를 활용하자.

2013년 여름, 더워도 너무 더웠다. 아니 해마다 지구의 복사열이 상승해 점점 더 더워질 전망이라고 한다.

지리 시간에 배운 사계절이 뚜렷한 아름다운 대한민국이라는 타이틀 또한 앞으로는 교과서에서 사라질 지도 모르겠다.

여름철 미용실을 남성 고객을 보게 되면 커트는 뒷전이고 먼저 에어컨을 찾아 발걸음을 옮기는 경우가 많다. "지금은 너무 더우니까 조금 있다 커트할께요."사실 땀을 흘리는 고객을 시술하는 경우는 미용사 역시 난감하고 작업조차 쉽지 않다.

또한, 고객의 옷에 머리카락이 스며들지 말라고 커트시 씌우게 되는 커트 보의 섬유 함량에는 비스코스 레이온이 많아 통풍이 원활하지 못하다.

따라서, 커트를 하는 15분에서 20분 사이에도 고객은 더위를 느끼기에 충분하다.

이제는 이런 고객을 위해 사전에 쿨 방석과 아이 쿨 펠로우를 준비하자.

보통 인터넷에서 판매되는 5,000원대 비만인 쿨 방석은 여러모로 경제적 일뿐만 아니라 동시에 고객 만족도가 높은 아이템이다. 구입비용 자체도 저렴하고 한번 사용 후 다시 냉동실에 넣게 되면 여러 번 재사용이 가능하다.

또한, 샴푸시 고객의 이마와 눈을 가려주게 되는데 차가운 아이 펠로우는 말 그대로 '눈 베게'란 뜻으로 눈썹 주변의 양백혈을 자극하여, 시신경과 피로 회복에 탁월한 효과를 보이게 된다.

해마다 트렌드 코리아란 제목으로 소비 트렌드를 전망하는 김난도 교수님은 이번 '트렌드 코리아 2014'에서 초 니치 시장을 선점하라고 했다.

방법으로는 현미경으로 사물을 보듯 시장을 세분화하여 분석하고, 망원경으로 멀리 있는 사물을 당기라고 했다. 이른바 '줌인 마케팅'전략이다. 마지막으로는 만화경을 다루는 자신에 맞게 새롭게 변형하라고 했다.

막연히 어렵게만 생각할 것이 아니라 이제는 적은 비용으로 높은 효율성을 발휘하는 미용실 내의 틈새 시장을 집중 공략해보자

단, 여성 고객에게는 권장하고 싶지 않은 아이템이다. 여자의 신체 구조상 엉덩이 쪽이 차가운 것은 건강에도 좋지 않고, 여성 고객일 경우 보통은 화장을 하고 미용실을 방문하는 경우가 많기 때문에 자칫 눈 화장이 지워질 우려가 있다.

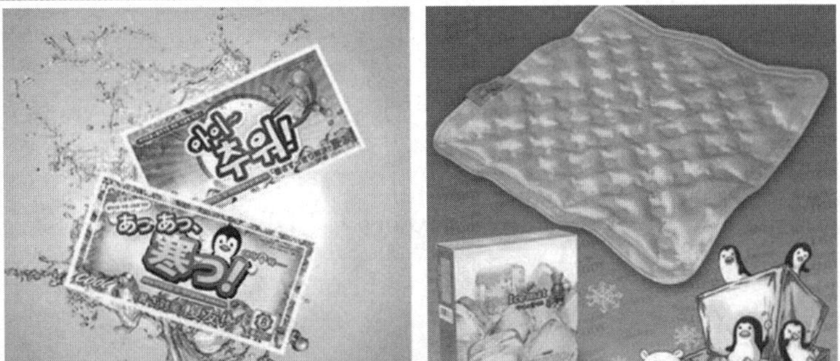

남성 고객을 위한 여름철 쿨 방석, 아이 쿨 펠로우

16. 문화의 날을 지정해 아침 조회 대신 조조할인 영화로 대체하자.

기업에선 보통 한 주가 시작되는 월요일이나 매월 첫 날 이른 아침 주간회의나 월례회의를 시행한다. 피부 관리실이나 헤어 미용실에서도 보통 조회란 이름으로 하루와 한 주를 시작하는 뷰티 살롱이 늘어나고 있다.

필자도 기업에서 주간회의나 월례회의를 많이 경험해 왔다. 이 날 만큼은 부서가 다른 직원과의 업무 공조가 진행되는가 하면, 각자의 업무에 대해 디테일한 경과보고를 하거나 받게 되는 경우가 대부분이다.

하지만, 실제 회의시 직원들의 표정은 어둡고, 회의나 업무 공조라기보다는 결과나 과정에 대한 질책이 많다. 쉽게 말해 오너들의 공식적인 잔소리로 시작해서 끝나게 되는 게 다반사다.

그러니 구성원들은 자연 말수가 적게 되고 이른 아침 출근으로 피곤하기만하다.

최근에는 기업에서 침묵하는 직원들의 목소리를 듣기 위해 직원들의 자발적인 창조 경영, 직원들의 스스럼없는 토론 방식인 브레인스토밍이 장려되고 있다.

청소년의 문화 예술 공간을 표방하는 '민들레 영토'는 이러한 기업의 니즈를 반영하기라도 하듯 빔 프로젝트와 스크린을 준비한 회의실 룸을 마련해 자연스런 기업인의 회의 자리를 유도하고 있다.

이제는 효과가 없는 딱딱한 조회를 대신하여 보다는 월에 한번, 아니면 분기에 한번이라도 살롱에서 문화의 날을 지정하여 살롱 전체의 팀워크와 색다른 감동을 선사해 보자.

직원 프로모션을 통한 몇 명을 위한 영화 관람 티켓 증정도 좋겠지만, 문화의 날을 정해 원장님을 비롯한 직원 전체가 함께 조조할인 영화를 관람 한다면 조회 이상의 더 큰 수확을 거두리라 확신한다.

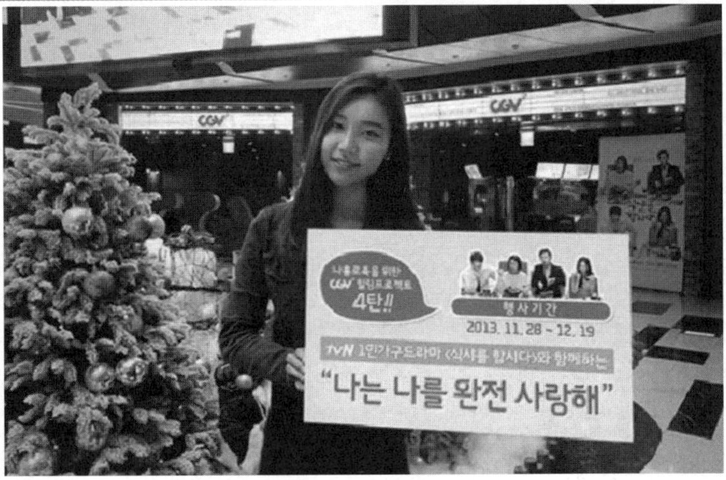

남프로모션 조조할인 영화 관람

17. 고객 잔돈은 신권으로 돌려주자.

중국을 처음 방문한 사람이라면 크게 세 가지에 놀라게 된다. 지금은 북경 올림픽을 계기로 많이 달라졌다고는 하나 아직도 북경을 벗어난 외곽 도시에서는 크게 달라진 바가 없는 듯하다.

먼저, 화장실 문이 없는 사실에 놀라게 된다. 출장차 석가장을 방문 했을 때의 일이다. 북경에서 우리나라 KTX와 비슷한 고속열차를 타고 4시간여를 달렸다.

북경에서 멀어질수록 화장실 앞문이 없어지더니 석가장 식당가에서는 아예 전면, 옆면의 문이 없는 것이다. 내 옆에 다른 중국 사람이 앉았는데 나를 전혀 인식하지 않은 듯 원음 그대로를 살리며, 학문(?)에 힘쓰고 있었다.

덕분에 난 전혀 집중 할 수 없는 멘붕 상태가 되어 버렸다.

두 번째는 중국하면 음식이 떠오르고, 거의 밖에서 외식을 많이 한다는 중국 사람들도 밤 10시를 기점으로는 문을 연 식당가나 편의점이 거의 없다는 것이다. 우리나라의 밤거리와 밤문화는 정말 우리나라에만 있다.

마지막으로 물건을 구입하고 거스름돈을 받을 때 놀라게 된다. 필자 역시 이 부분에서 가장 당황했다. 중국에서는 문화적 차이 때문인지는 몰라도 거스름돈을 던져서 준다.

미용실 내 수많은 교육 중에서도 서비스 교육을 제일로, 가장 먼저 시행하는 필자 입장에서는 황망할 수밖에 없었다.

최근 미용업계에서도 전문 프랜차이즈가 등장함에 따라 서비스와 접객, 예절 교육은 이제 보편화된 현상이고, 더 이상 강조되지 않아도 될 만큼 중요한 요소로 자리 잡고 있다.

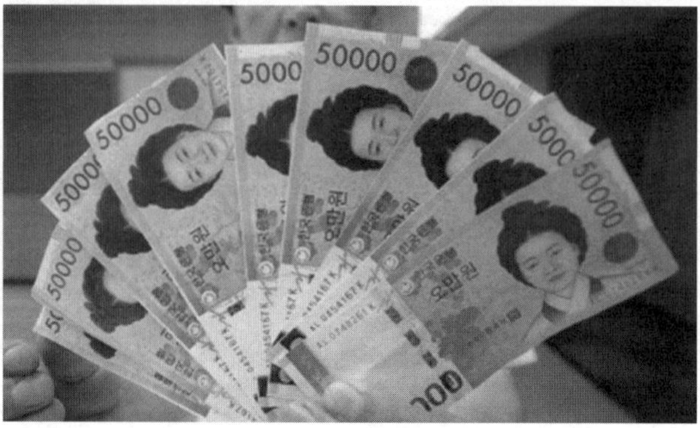

신권 마케팅

하지만, 아직도 정산 과정에서 불쾌감을 나타내는 고객이 많은 듯하다. 카드 사용량이 많다는 이유로 잔돈이 부족한 경우도 있고, 꾸깃꾸깃한 거스름돈을 건네주며 친절하게 인사하는 이율배반적인 이중성도 등장한다.

이제는 멋지게 스타일을 완성한 고객에게 마지막에까지 기분 좋은 강한 임팩트를 심어주자. 바로 신권으로 거스름돈을 돌려주는 것이다.

설날 아침 세배를 하고 어른들에게 받는 세배돈만으로도 기분 좋은데, 신권을 받았을 때는 더욱 좋았던 것 같다. 신권이 구겨질까 조심스레 주머니에 넣었던 기분 좋은 기억이 새록새록하다.

참, 그리고 신권 교환으로 고객에게 거스름돈을 준다면 그 살롱은 이미 매출이 높고, 원장님은 부자인 것이다.

왜냐하면 은행에서의 신권 교환은 은행 거래 실적과 신용 등급이 높은 VIP에게만 선사하는 또 하나의 보이지 않는 특권과도 같은 것이기 때문이다.

매일 아침 살롱 준비금은 주거래 은행을 방문하여 천원 권으로 100장을 빳빳한 신권으로 준비하자.

고객에게도 살롱에게도 색다른 하루가 시작될 것이다.

18. 들어가기조차 쉽지 않은 아파트! 배달의 민족으로 돌파하자.

2014년 1월 가계 부채가 1,000조원을 돌파했다는 소식으로 정초부터 떠들썩하다. 실제 생계형 대출의 증가는 물론이고, 집값 하락과 전세값 폭등으로 이어지는 헤게모니를 통해 대출을 내어 전세에 사느니 차라리 빚을 얻어 내 집을 마련하고자 하는 하우스푸어가 늘고 있다.

이렇게 어렵사리 집을 사고 보니 대출을 끼고 어렵게 구입한 내 아파트는 소중하지 않을 수 없다.

쓸고, 닦는 것은 물론이거니와 외부인에 출입조차 그리 달갑지만은 않다. 그리고, 아파트 경비원들은 나이 많은 퇴직 중년층에서 점차 젊어지고 있는데 외부인의 출입을 엄격히 통제하고 있다.

따라서, 요즘 새로 오픈한 미용실이나 피부 관리실에서 아파트에 홍보를 한다 전단을 넣는다는 것은 이미 지나간 옛날이야기가 되어버린지 오래다.

그럼, 어떻게 이런 철통같은 보안을 뚫고 아파트에 홍보 할 수 있을까?

가만히 생각해보면 이런 철통같은 보안 속에서도 자유자재 아파트 내로 출입이 가능한 세 부류의 사람들이 있다. 하나는 거주민이요, 두 번째는 거주민의 사생활 보호와 안전을 책임지는 경비원이다. 그리고, 마지막 한 부류는 중국 음식, 피자, 족발 등 배달(?)의 민족 분들이다.

요즘 아파트에서 배달을 시키면 본인이 주문한 배달 음식 외에도 각종 편의품들이나 제휴 쿠폰들이 많이 들어있다. 심지어 남은 음식물을 잘 버리라고 작은 사이즈의 쓰레기 종량제 봉투까지 들어있는 경우도 허다하다.

효과가 적은 신문 삽지나 판촉물보다는 이제는 제법 세대수가 많은 아파트 단지 내에 있는 피자나 치킨, 족발집 등과 제휴하여 물티슈를 직접 미용실에서 제작하고, 외부에 연락처, 할인율이나 프로모션을 인쇄하여 나눠주자.

배달 음식점에서도 좋아하고, 미용실에서도 예상 밖의 수확을 거둘 수 있다.

실제 1997년 IMF 당시에는 배달 음식을 시켜 먹는 것은 물론이고, 가계의 외식비가 차지하는 비중이 낮아졌다. 중국 음식점들이 몰려있는 인천 차이나타운에서 조차도 문을 닫는 중국 음식점이 속출했다. 하지만, 한 중국 사람님의 기지로 그 중국 음식점만은 오히려 매출이 증가한 예가 있었다.

이런 저런 경기 탓에 중국 음식점의 전화 벨소리는 멈추었고, 사장님은 이렇게 앉아서만은 당할 수 없다는 생각에 같은 전화번호로 상호만 다르게 한 스티커 제작해 동네 이곳저곳에 붙였다고 한다.

중국성 032-111-1111	만리장성 032-111-1111	호야호야 032-111-1111
하오하오 032-111-111	차이니즈 032-111-1111	여래향 032-111-1111

뭐 대충 이런 식이 된다. 중국성이라는 하나의 배달 루트에서 위기속에 5개의 채널이 증가한 것이다.

안된다고만 하지 말고, 왜? 안되는지를 검토하고 분석한다면 실낱같은 희망은 어디에서건 존재하는것 같다.

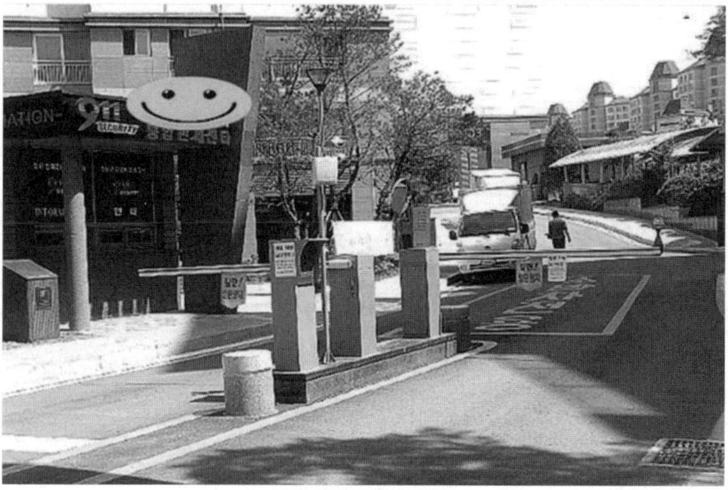

철통 보안 아파트 정경

다시 한 번 상기하자. 위기는 위험만이 존재하는 것이 아니라 새로운 기회도 함께 온다는 사실을…….

19. 장마철 열 펌 균일가

옛날이야기 중에 우산을 파는 형과 짚신을 파는 동생의 이야기가 있다.

우산을 파는 형은 비가 오면 흥하나 동생이 우울하고, 햇볕이 쨍쨍 내리쬐면 짚신을 파는 동생은 장사가 잘 되 신이 나지만, 형은 아예 장사마저 나서질 못한다.

덕분에 연로하신 두 형제의 어머니는 1년 365일 눈에 눈물 마를 날이 없다.

현대판으로 해석한다면 날씨 영향에 따른 업종의 희비교차라고나 할까? 하지만, 여전히 지금도 날씨 영향에 따른 업종의 희비는 교차는 엄연히 존재하는 것 같다.

그 중의 대표적인 예가 바로 횟집과 미용실이 아닐까 생각한다.

2013년 여름 그 어느 해보다도 장마가 길었다. 한국의 대표적인 수산시장인 노량진만 해도 손님이 작년대비 반으로 줄었고, 아예 문을 닫고 이른 휴가를 떠나는 가게도 속출했다.

바로, 비 오는 날은 세균 증식이 활발해져 회를 먹으면 좋지 않다는 속설의 영향이 큰 탓이다.

과연 정말 그럴까?

국내 한 대학 연구팀이 이를 근거로 습도에 따른 비브리오 패혈증균 증식 정도를 실험한 결과 5시간 이내에서는 별 차이가 없는 것으로 나타났다.

한 마디로 낭설에 불과하다. 비 올 때 회를 먹지 말라는 건 냉장시설을 제대로 갖추지 않고, 장시간 횟감을 상온에 두었던 옛 시절에나 일리 있는 얘기라는 것이다.

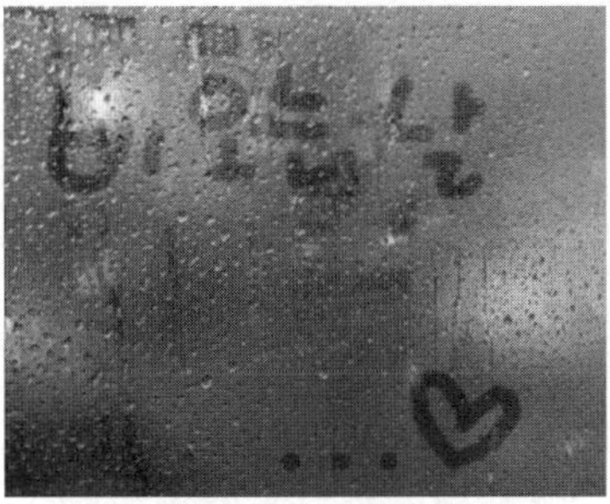

비 오는 날에도 회 안심하고 드시고,
파마도 마음 놓고 하세요.

다만 비 오는 날 회를 먹으면 맛이 떨어지고, 비린내가 난다고 느끼는 것도 눅눅한 장마철 신체 상태 때문이지 회 자체와는 전혀 무관하다는 것이 과학적으로도 입증된 셈이다.

용실도 별반 차이가 나지 않는다. 비 오는 날 파마하면 파마가 잘 나오지 않는다는 속설이 고객들 사이에 만연되어 있다.

과학적으로 모발은 자연 상태에서 공기 중에 상대 습도가 높아지게 되면 팽윤하고, 곱실거리게 된다. 하지만, 파마의 원리는 화학과 열작용에 의한 것으로 습도와는 상관이 없다.

오히려 비 오는 날 회를 먹거나 파마를 하게 되면 한적한 시간에 여유를 갖을 수 있게 된다.

하지만, 아직까지 많은 사람들 사이에서 속설로 자리 잡은 사실은 단시간 내에 바꾸기는 어렵다. 따라서, 비가 많이 오는 장마철에 어차피 노느니, 고객 선호도가 높은 열 펌 균일가 행사를 시행해보자.

실제 이를 시행한 모 미용실에서는 고객의 문의와 방문이 증가했고, 일반 펌은 행사를 하지 않음에 따라 고객 1인당 객단가가 높아졌다.

이젠 날씨도 게으른 경영자의 핑계를 들어주지 않는 시대가 되어 버렸다.

20. 말하지 못하는 고객 내면의 소리를 들어라.

미용실에서의 클레임 고객 유형은 정말 다양하다. 하지만, 정말 분하고 억울한 경우에만 표현하는 경우가 대부분이고 그 빈도수 또한, 10~20% 내외로 그리 높지 않다.

유형별로도 크게 Style, Service, Price 이 세 가지로 압축될 수 있다.

하지만, 미처 말하지 못하고, 표현하지 못한 고객 내면의 소리를 들어 본적이 있는가?

"헤어밴드 속 화장지 좀 교체해 주세요. 축축하고 찝찝해요."

고객은 집에서도 손질이 편하고, 아름다워지기 위한 파마를 한다. 하지만, 아름다워지기 위한 대가로 돈 이외에도 2시간 이상을 미용실에서 허비하게 되는데 무척이나 지루하다.

1년 이상 교제한 커플의 데이트 장소로 미용실을 절대 부적격이다. 물론, 다정하게 챙겨주는 커플도 눈에 띄는데 속내를 알고 보면 아마도 만난 지 얼마 되지 않은 사이일 것이다. 아무 시술도 하지 않은 남친은 더더욱 지루할 수밖에 없다.

특히, 열 펌을 하는 경우에는 움직임 또한 자유로울 수 없고, 중화 시에는 머릿속이 간질거리고, 축축이 젖어있어 찝찝한 느낌마저 든다.

또한, 머리에서 시작해서 얼굴 사이로 흐르는 액체 또한 물이 아닌 중화제, 즉 브롬산 나트륨이다. 아무리 자극이 없다해도 피부에 닿으면 결코 좋을 것이 없다는 얘기다.

고객을 위해 겨울철 중화제를 뜨겁게 데우듯이 조금만 더 신경써서 밴드 사이에 화장지를 최초 중화 5분 이후에 한 번 갈아주자.

미용실에서는 중화제가 얼굴로 흐르지 말라고, 헤어밴드를 하고, 그 속에 화장지를 넣게 된다. 하지만, 어느 미용실에서도 20분 이상의 시간동안 축축한 화장지를 갈아주는 미용실이 없다. 그러니 먼저 행동으로 옮기라는 것이다.

"뭐야? 화장 지워졌잖아."

우리나라에서는 좀처럼 여성의 민낯을 찾아보기 힘들다. 집과 인접한 가까운 마트를 가더라도 BB크림은 발라줘야 예의라고 생각한다.

미용실에서도 여성의 화장한 얼굴에 물이 묻을까 우려되어 뒤로 눕는 와식 샴푸를 시행한다.

디테일하지 못하면 역시나 뒤쳐질 수밖에 없는 것이다.

흔히 볼 수 있는 미용실 상황을 연출해 보자. 디자이너가 스타일링을 마무리하여 고객의 만족도가 높아질 즈음 인턴은 바닥에 떨어져 있는 스펀지를 자신의 허벅지에 한두 번 털고는 곧바로 고객 얼굴에 묻은 머리카락을 떨어준다.

과연? 고객이 이러한 인턴의 배려를 고마워할까? 새롭게 한 스타일로 기분이 좋았던 고객은 스펀지로 얼굴 화장이 지워졌고, 망가졌다. 이내 짜증스럽게 변해서 조금 전의 만족도는 나락으로 떨어질 것이다.

마지막까지 고객을 좀 더 배려하고자 한다면 스펀지 대신 일회용 화장 솜을 직접 주던지 솜뭉치로 조심스럽게 떨어내야 하는 것이다.

"이거 명품 모피 코트야! 안 보여"

영혼 없는 과잉 친절은 오히려 화를 부를 수 있다. "감사합니다. 안녕히 가세요. 잠시만요."그리고 나서 고객이 요구하지도 않았는데 섬유 탈취제를 여기 저기 뿌려주는 미용사가 있다.

겨울철 정전기도 예방하고, 옷 냄새를 없애 주기 위한 배려일 것이다. 하지만, 고가의 명품 모피 코트를 입고 있는 고객에게는 전혀 반가울리 없는 행동이다.

미용사 본인만 이유를 몰랐지 고객은 이번 일로 다시는 이 미용실을 방문하고 싶지 않은 생각마저 들 수 있다.

영혼 없는 과잉 친절을 베풀기 전에 고객 내면의 소리를 들어야만 고객의 만족감을 높여 줄 수 있는 것이다.

21. 제휴 전략! 바로 알고 시행하자.

요즘을 사는 현대인이라면 누구나 한번쯤은 통신사나 카드 제휴 할인 혜택을 경험해 본 적이 있을 것이다.

놀이동산, 커피 전문점, 영화관, 퓨전 음식점, 제과점, 아이스크림 전문점, 미용실 등 곳곳에 제휴 할인이 없는 곳이 없을 정도로 넘쳐난다.

뷰티 프랜차이즈에서는 신규 고객 창출과 프로모션의 일환으로 통신사와 카드를 기반으로 한 제휴 마케팅은 보편적이며, 기업과 카드 회사를 연결시켜주는 전문 밴 사도 있다.

하지만, 결국에는 본사에서 진행하는 프로모션이라 할지라도 직접적인 할인 혜택을 제공하는 매장의 동의가 반드시 있어야 하고, 제휴 할인시에는 매장에서의 계약을 체결 한다.

꼼꼼히 계약서의 장황한 내용을 읽어보지 않은 점주는 카드 소지 소객에 대한 할인 혜택만 있을 것이라고 생각하지만 포인트 적립에 대한 부분도 있다는 사실을 명심해야 한다.

예를 들어 모카드의 경우 카드 발행사에서 고객에게 적립해 주어야 할 포인트를 매장 측으로 돌려 매장 매출의 1% 정도를 빼는 경우도 많다.

매장의 점주 입장에서는 1%의 카드 실적분에 대한 매출이 적으면 적고, 크다면 클 수도 있겠지만 문제는 거의가 모르는 경우가 많다는 것이다.

본사에서 시행하는 카드 제휴 정확히 알고, 꼼꼼히 살피는 것이 중요하다.

시대의 요구와 다양성을 반영하여 신규 고객에게 많은 혜택을 베풀고, 그로인해 직, 간접적인 매출이 창출되는 것은 당연하지만,

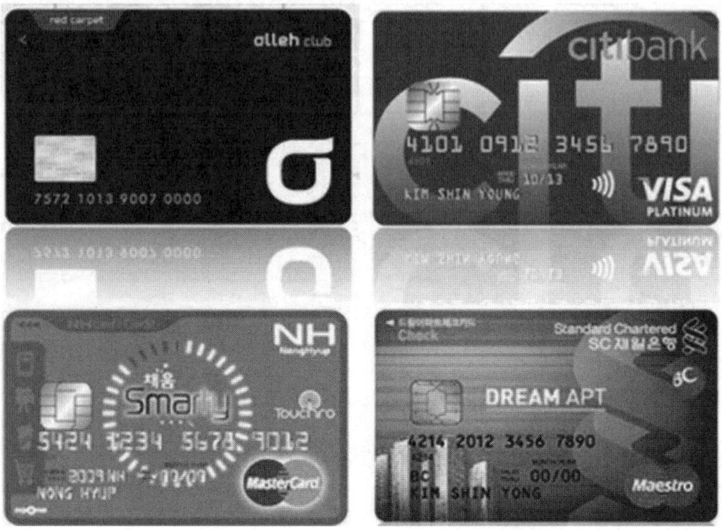

다양한 제휴 카드 포인트 제도 정확히 알고 시행하자.

카드 회사가 부담해야할 포인트 적립을 매장 점주가 부담하는 것은 그들의 입장에서 다소 억울하다는 생각이 든다.

약자의 입장에서 몰라서 몰랐다는 멘붕섞인 뒤늦은 후회를 할 것이 아니라, 바로 지금 계약서를 검토하고, 카드사에 개별적으로 이의를 제기하면 고객 포인트 적립에 대한 부담은 지지 않아도 될 것이다.

단, 카드 회사에서 제공되던 무이자 할부 혜택은 사라질 것이다.

22. 고객 선불 정액제도! 30만 원권만 활용해라.

2008년 리먼 브라더스 파산이라는 제 2의 IMF이후 소비자의 소비 심리 위축은 그 끝을 알 수 없고, 뷰티 산업은 2013년을 지나 2014년에도 길고도 긴 불확실성의 불황 터널을 지나고 있는 느낌이다.

따라서, 요즘 미용실에선 불황기적 마케팅인 선불 정액권 마케팅이 활발하다.

미용사의 입장에서도 한 번의 높은 매출을 발생시키니 개인 급여가 상승하고, 오너의 입장에서도 고객의 돈이 선불로 맡겨져 있으니, 재방문에 대한 우려가 적어 두 마리 토끼를 잡는다는 생각으로 미용실 여기저기에서 성행하고 있다.

하지만, 결론부터 얘기하자면 부작용은 치명적이며, 살롱의 VVIP를 영원히 잃을 수 있는 위험도도 높게 된다.

첫 번째로 미용사는 선불권에 대한 얘기를 신규 고객이건 재방문 고객이건 누구나에게 얘기하게 되므로 고객 입장에서 부담으로 작용할 수 있다.

두 번째는 높은 가격대의 선불권을 끊은 고객의 경우 다음 회차나 그 다음 방문에는 돈을 내지 않기 때문에 공짜 고객으로 생각하고, 미용사의 서비스가 더 엉망이 되는 경우가 허다하다. 오히려, 미용사는 그 선불 고객 때문에 다른 신규 고객을 받을 수 없다면 불평하기도 한다.

세 번째는 직원이 휴무이거나 퇴사할 경우이다. 선불권의 특성상 고객이 나중에 지불해야할 돈을 먼저 냈기 때문에 고객은 언제든 방문해서 모발 케어 서비스를 받을 수 있다고 생각하지만, 오산이다.

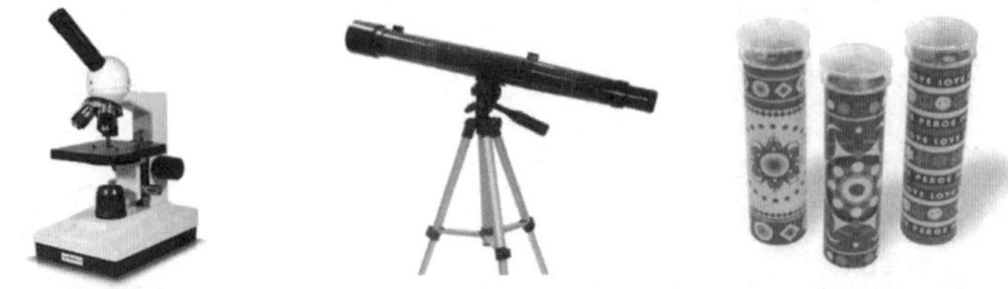

현미경 → 망원경 → 만화경

해당 고객의 선불권을 자신이 끊지 않은 미용사는 선불권을 직접 끊은 미용사를 대신해서 절대 시술을 해주지 않는다. 왜냐하면 자신의 매출은 오르지 않고, 서비스한다는 생각에서다. 그렇다고 오너 입장에서 강요할 수도 없는 노릇이다. 한마디로 고객과 오너 모두 좌불안석이 된다.

심지어 퇴사까지 했을 때는 환불해 달라, 안 된다, 다른 미용사에게 해야 된다. 등 또 다른 제 2, 제3의 클레임을 야기시켜 우량 고객을 이탈하게 만드는 주된 요인으로 작용하게 된다.

선불 정액 제도를 아예 폐지하자는 것이 아니라 선불 정액권의 장점만을 살려 이제는 선불권을 30만 원권만 시행하고 이를 지속적으로 재티켓팅을 하게 선불 정액권의 단점을 보완하자는 것이다.

30만 원권을 티켓팅 하게 되면 20%가 적립된다고 하면 고객 입장에서는 6만원을 벌게 되는 셈이다. 또한 미용실의 입장에서도 30만 원대는 2,3번만 방문해도 금방 소진될 수 있는 부담 없는 금액 대이다. 직원이 퇴사한다해도 다른 직원이 더욱더 친절하게 응대하고, 정성스럽게 서비스 해준다면 자신의 고객으로 만들 확률도 높일 수 있다.

다시 한 번 김난도 교수님의 2014년 초니치 시장을 개척하라는 말을 명심하자.

23. 시즌별 모발, 두피 관리 요령, 칼로리표 무료로 나눠드립니다.

개인적으로 존경하고 좋아하는 원장님의 이야기이다. 경남 창원에서 미용실을 운영하고 있는 원장님인데 마케팅 방식이 독특하고 신선하다.

원장님이 가족들과 제주도 여행 중 性 박물관을 관람하셨다고 한다. 성에 대한 올바른 인식과 건강, 역사, 문화 등 다양한 부분에서 그 동안 금기시해왔거나 잘못 알고 있던 부분에 대해 많은 것을 공부할 수 있는 좋은 시간이었다고 한다.

마지막으로 박물관을 나서면서 유인물을 나눠주는데 거기에는 건강한 성에 관한 다양한 체위, 운동량의 비교 등에 대한 안내가 있었다고 한다.

그래서 이런 내용은 고객님들도 알아야 한다며 복사를 해서 고객들에게 나눠주었다고 한다.

고객 반응은 폭발적이었고, 매장에는 예약 전화보다 원장님과의 성상담 전화가 많았다고 한다. ㅋㅋㅋ…….

원장님의 워낙 활달하신 성격인지라 주변 바이럴도 활발해졌고, 지역 내 TV에도 출연하여 올바른 性문화 전도사로도 활약하고 있다.

단순한 호기심의 性을 넘어 원장님은 고객 한 분이 미용실을 방문할 때 모발과 건강에 대한 정보를 제공해야 한다고 뼈 있는 말씀을 자주 하신다.

이제는 미용실에서도 계절별로 분류되는 모발 관리 요령과 두피 요령, 모발과 두피에 좋은 음식 정보, 칼로리 정보 등 건강과 미용이 합쳐진 포괄적인 개념의 정보력이 전달될 때이다. 인터넷에는 다양한 모발과 두피 관련한 자료가 많으므로 예쁘게 편집하여 고객에게 나눠주자.

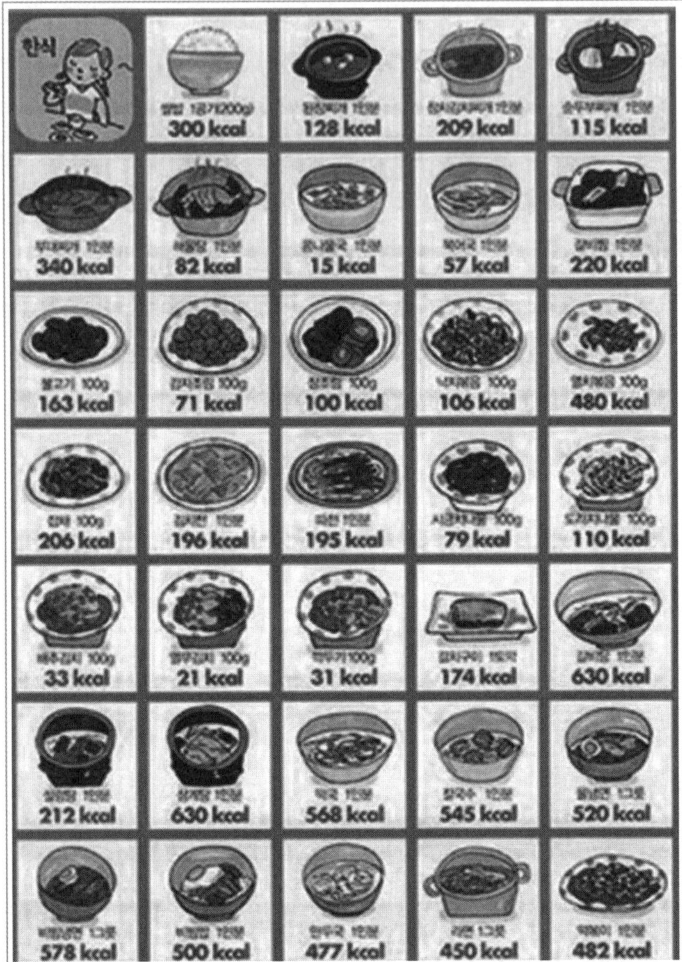

음식별 칼로리 표

과학적으로도 두피 관리와 탈모 예방은 혈액에 의해 전달된 영양 물질이 모세 혈관을 통해 모유두를 자극하게 되므로 인위적인 외적 제품보다는 먹어서 영양을 공급하는 방식이 훨씬 더 탁월하다.

미용의 단순한 외적 아름다움을 선사하는 1차적인 서비스를 넘어 이제는 고객에게 모발에 관한 정보와 건강까지 선물하는 튼튼한 우량 고객을 확보해 보도록 하자.

24. 서비스 교육! 명품으로 하라.

뷰티 프랜차이즈 부서 중 경영지원부의 주 업무는 가맹점 관리와 슈퍼바이징이 대부분이다. 따라서, 가맹점의 클레임과 고객님의 클레임을 동시에 접수 받는 경우가 많은데 어느 한 쪽편을 일방적으로 들기보다는 중간에서 원만하게 잘 중용해야만 한다.

청담동 모 살롱에서 여성 고객이 남자 미용사의 따귀를 때렸다는 클레임 내용이 본사로 접수 되었다.

고객의 목소리는 격앙되어 있었고, 멋쩍은 미용사는 그럴 필요까지 있었느냐고 나름의 억울함을 토로했다.

당시 사건을 종합해 보니 외제차에 명품 백을 들고 들어온 고객은 헤어 케어 서비스를 받기 위해 카운터에 가방을 맡겼다.

매니저가 가방을 인계받던 중 남자 인턴 한 명이 다가와서 매니저를 서버했다. 여기까지는 좋았으나 가방을 인계받은 인턴이 다른 남자 인턴한테 원거리에 있는 고객용 락커에 보관하라며 가방을 던졌고, 다른 인턴은 미처 받지 못해 바닥에 고객 가방을 떨어뜨렸다고 한다.

이에 화가 머리끝까지 났던 고객은 남자 인턴의 따귀를 때렸고, 남자 인턴은 자신이 잘못했지만 그래도 때리는 건 너무하지 않느냐고 항변하고 있었다.

하지만, 인턴의 부주의가 아닌 장난으로 떨어뜨린 가방은 2013년 에르메스 신상으로 가격만 2,000만 원대다.

그제서야 남자 인턴은 몰랐다고 죄송하다고 자신의 잘못을 뉘우쳤지만 고객이 손해배상을 청구하지 않은 것만으로도 다행으로 여겨야 한다.

이번 일로 이 청담동의 모 미용실은 직원 전원이 색다른 서비스 교육을 받아야 했다. 필자가 선택한 교육 장소는 압구정동 갤러리아 백화점 명품관이었다.

전 직원이 매장을 돌며 명품 하나하나의 고유 로고와 문양, 칼라 등을 설명했고, 가격대에 대해 공부했다.

더 이상은 누구라도 자신의 잘못이나 실수에 대한 뉘우침으로 몰랐다는 얘기를 하지 않았으면 좋겠다. 정말 무책임한 말이며, 시대에 뒤쳐지는 발상이 아닐 수 없다. 어쩌면 그 말에 상대방은 한 번 화가 날 수 도 있다.

명품을 위한 서비스 교육 보다는 남의 물건에 대한 소중함을 알았으면 하는 바람이다.

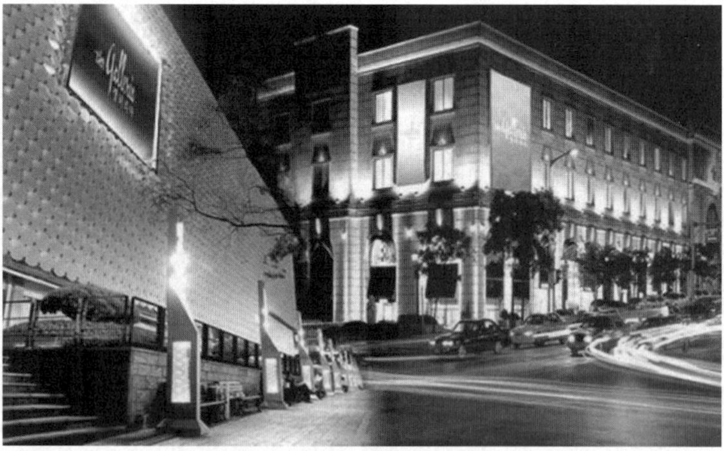

압구정동 갤러리아 백화점과 명품관 외관

25. 적은 비용, 고효율 판촉물로 승부하라.

오픈을 앞두고 있는 살롱이나 판촉물 마케팅을 구상하는 살롱이라면 가격과 효과에 대해 고민하게 될 것이다. 퀄리티가 높은 판촉물을 구성하자니 가격이 상승하여 고객 대상층이 폭 넓지 못할 것이고, 가격을 낮추어 많은 양의 판촉물을 구성하자니 자칫 고객들의 만족도가 떨어질 것이 우려된다.

헤어 젤이나 판촉용 헤어제품은 이제 고객들에게도 너무 식상하고, 진부한 아이템이 되어 버렸다.

이때, 먼저 가격 대비 퀄리티를 따지기보다는 먼저 고객이 적은 비용으로도 좋아할 것이 무엇인가를 먼저 떠올리자. 어떠한 문제든 답은 반드시 고객에게서 찾아야 할 것이다.

이런 전제하에 가격 대비 효율을 높일 수 있는 몇 가지 가정을 도출해보자.

첫째. 판촉물을 특정 대상인에 국한 짓지 말고, 넓은 범위의 다수 고객에게 적용하자.

둘째. 따라서, 판촉물 매입 단가는 낮을수록 좋다.

셋째. 고객이 쉽게 구입할 수 없거나 접촉하기 어려운 루트를 미용실내에서 찾아라.

넷째. 역발상의 개념을 적용하여 가격을 떠난 고객의 만족도가 높은 제품을 컨텍하라.

위의 4가지 가정을 종합해서 결론을 추론해 보자.

다수의 고객에게 나눠줄 수 있을 정도의 매입 단가가 낮으면서 고객이 쉽게 구입할 수 없는 미용실내의 만족도 높은 판촉물은 무엇일까?

그건 바로 미용사들이 흔히 쓰는 헤어 핀셋이다. 가격은 비싸지 않으나, 고객 입장에서는 막상 어디 가서 사기도 수월하지가 않아 미용실 내에서도 하나만 달라고 하는 고객도 많다. 가격도 천차만별 개당 1,000원 미만대로 대량 구입 시 가격 Nego도 가능하다.

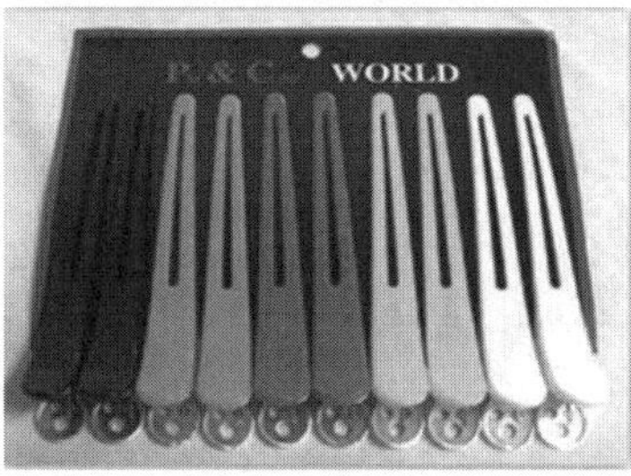

헤어 핀셋

판촉용으로 헤어 핀셋에 살롱 상호와 연락처를 인쇄하여 고객에게 나눠준다면 가격대비 고객의 만족도와 효율성 측면에서 두 가지 모두가 높아지게 되는 일거양득의 홍보 효과가 연출된다.

헤어 핀셋과 같은 아이템으로 일명 찍찍이 헤어 롤도 적합하다. 개당 구입단가는 낮지만, 역시나 가격대비 고객 만족도와 효율성이 높은 판촉물 중의 하나이다.

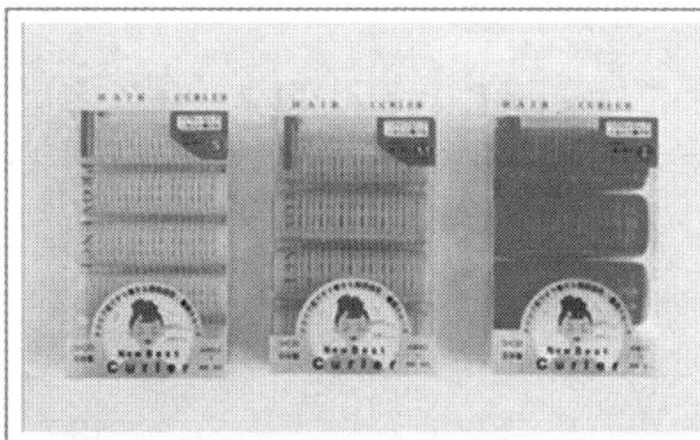
찍찍이 헤어 롤

특히나 40대 이상의 모발 볼륨감이나 힘이 없는 여성 고객이 선호하는 품목이지만, 마찬가지로 고객이 직접 구입하기에는 쉽지 않은 실정이다.

조금만 달리 생각하면 고객에게는 필요 없다고 치부되기 쉬운 미용실내 저가 아이템이 어쩌면 고객이 가장 고마워하는 대박 아이템으로 변신할 수도 있다.

26. 셀프 리테일 테스트 존을 구성하라.

우리나라보다 미용선진국이라 할 수 있는 유럽 권은 리테일 시장의 확장과 확산세가 미국이나 북미권에 비해 저조하다. 딱히 이렇다고 정확한 규정내릴 수는 없지만 필자의 견해로는 유럽권이 미용의 예술적인 창작과 감성을 중요시 한다면 미국이나 북미권은 사업성으로 보는 약간의 시각적인 차이가 있는 듯하다.

우리나라에서의 미용실 내 리테일 시장 규모가 인터넷이나 홈쇼핑에 비해서는 아직도 턱없이 작지만, 비단 10년 전에 비해서는 규모면에서 훨씬 커졌고, 계속해서 상승세를 이어가고 있다.

고객이 제품을 구입할 때의 성향을 가만히 살펴보면 화장품류의 제품들을 접할 때 가장 먼저 냄새를 맡고, 이후에는 피부에 발라 보는 듯 접촉의 단계를 거치게 된다.

하지만, 판매될 수 있을지 없을지도 모르는 불투명한 상황에서 완제품을 개봉할 수는 없는 노릇이다.

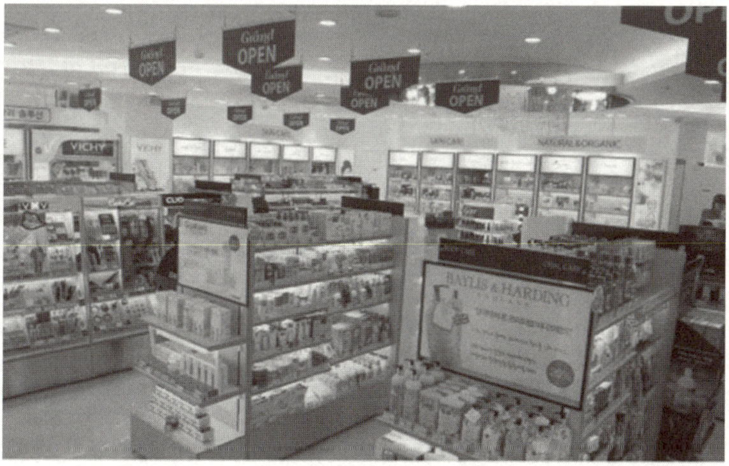

미용실 내 전문 리테일 존

따라서, 쓰다 남은 헤어케어 제품이나 고객 점판용 제품을 한 군에 모아 미용실 내 셀프 리테일 테스트 존을 구성하자. 테스트 존이 점판 진열대 근처라면 훨씬 더 효과를 볼 수 있을 것이다.

미용사는 제품에 대한 부분을 설명하고, 셀프 리테일 테스트 존에서 고객이 직접 제품의 특성을 직접 체험하다보면 'One stop service'를 지향하는 고객의 구매력은 자연 상승하게 된다.

이제는 미용실에서도 고객의 감성에 의존한 스타일만을 판매할 것이 아니라 사업적인 개념을 발휘하여, 살롱의 매입 자료 확보와 직원의 부가적인 수익창출, 고객의 재방문율을 높일 수 있는 리테일 사업에도 눈을 돌려야 할 때이다.

27. 아이패드로 무장하라.

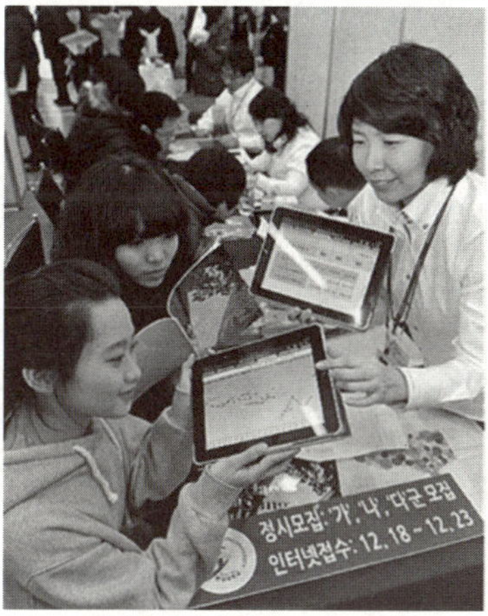
정시모집: 가, 나, 다군 모집
인터넷접수: 12. 18 - 12. 23
아이패드를 활용한 입학 상담

정보화 시대에 발맞춘 '아이패드'. 이제는 그래 낯설거나 생소하지만은 않다. 일반 직장인들 사이에서도 자기 개발과 업무 효율을 높이기 위해 스마트폰과 분리하여 아이패드를 가지고 있는 사람도 많다.

반드시 자기 개발과 업무의 효율이 얼마나 높아질지에 대해서는 알 수 없으나 아이패드에 업무의 내용을 기록을 하며 동시에 자료를 찾는 모습은 한 눈에 봐도 전문가스러워 보이기는 하다.

이제는 살롱에서도 아이패드로 무장하자. 아니 살롱에서 공용으로 사용되는 주인 정신을 잃은 아이패드는 외관이나 관리 상태가 초라하기 때문에 매장용 아이패드 보다는 직원 개인의 아이패드가 훨씬 효과적이다.

각자의 아이패드에 고객 연출 사진을 촬영하고 구분하여 보관한다면 그 자체가 훌륭한 자기만의 포트폴리오요, 스타일링 책자가 된다.

또한, 연예인 사진을 대놓고 사용할 수 없는 작금의 미용 상황에서 고객의 니즈에 부합하는 연예인 스타일 사진 상담은 한 발 앞서 고객의 가려운 부분까지 긁어주는 섬세함을 발휘할 수 있다.

미용실 원장님께서 아이패드를 사 주실 때까지 떨어질 감 기다리듯 막연히만 기다릴 것이 아니라 자신이 직접 구입하고 관리해서 고객으로 하여금 전문가적인 느낌을 주고, 자신의 매출을 올려 높은 급여를 이제는 떳떳하게 받아가자.

28. 직원의 생일날 가족에게 선물하자.

"오늘은 사랑하는 우리 OOO 직원의 OO번째 생일입니다. 훌륭한 직원을 낳아주시고, 저희 살롱에 보내 주셔서 진심으로 감사합니다. 오늘은 부모님께서도 주인공이십니다."

직원의 생일날 미용실 원장님이 직원들과 함께 한 축하 케이크 직찍 사진과 부모님께 보낸 자필 편지의 내용이다. 물론, 소정의 백화점 상품권도 동봉되어 있었다.

CGV에서만 만끽되었던 '영화 그 이상의 감동'이 미용실과 가정에서 이루어 지는 순간이다.

요즘에는 제법 규모가 큰 살롱의 경우 연말 행사시 가족을 초대하는 경우가 많다. 이른바 가족 경영의 시작이다. 직원을 포함한 가족 모두를 초대하여 일 년간의 노고를 치하하고, 직원이 일하는 근무지의 역량을 보여준다.

미용사의 가족 중에는 아직도 고루한 사고방식으로 귀하디귀한 자녀들이 미용실 현장에서 고생만 한다고 생각하시는 부모님이 많다.

일 년에 딱 하루만이라도 직원과 그 가족에게 감사하자. 감성 경영을 앞세운 가족 경영은 새로운 패러다임의 높은 실적으로 자신에게 되돌아올 것이다.

이제는 단순한 직원 관리의 개념을 넘어 가족 경영도 함께 선도해야 하는 지혜로운 리더십을 가진 오너들도 많아지고 있다.

이들의 공통점은 상대적으로 그렇지 못한 살롱에 비해 직원의 이직률이 감소하는 경향으로 나타나고 있다.

숫자적인 실익을 떠나 이제는 나눔과 베풂의 삶을 남보다 먼저 실천해보자.

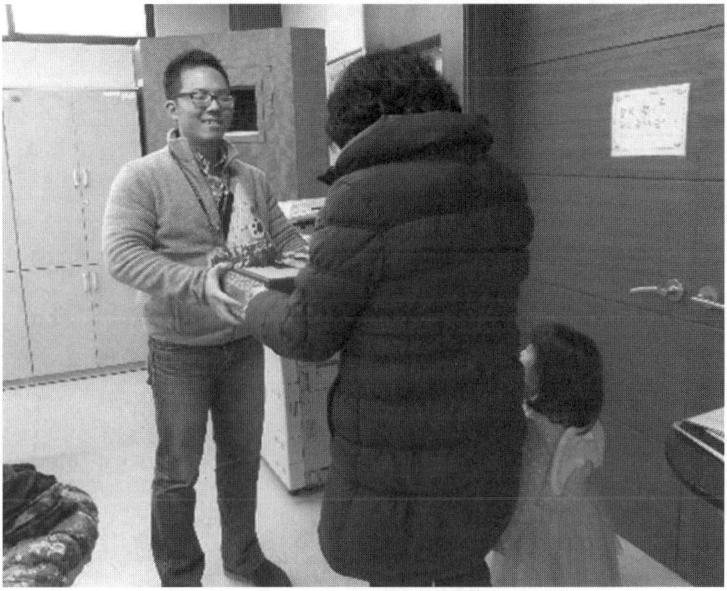

울산 남구청 기초 생활 수급자 초등학생 자녀 생일 축하 사업 실시

29. 11월 셋째 주는 '보졸레누보'와 함께…….

필자는 대학원 과정에서 향장학과 이외에도 다른 과 지인들과도 교류를 넓혔는데 그 중에서도 와인학과 원생들을 통해 자연스레 와인에 입문하게 되었다. 그 첫 번째 입문 와인이 바로 보졸레누보였다. 필자와 같은 와인 입문 초보 과정에 있는 분이라면 보졸레누보를 강추한다.

보졸레누보는 보통 11월 셋째 주 전 세계에서 동시에 판매되는 저가 와인으로 판매 출시와 동시에 동이 날 정도로 인기가 높다.

보졸레누보는 프랑스 부르고뉴 지방의 보졸레에서 매년 9월 초에 수확하는 가메(Gamay) 품종의 포도를 4~6주 동안 단기 숙성시킨 뒤 11월 출시하는 와인이다. 빠른 숙성을 위해 일반 와인과는 달리 탄산가스를 넣는다고 한다.

1951년부터 보졸레 와인 농가끼리 나눠 먹으면서 시작된 지역 축제가 1970년대부터 세계적인 축제로 자리 잡았으며 보졸레누보가 세계적으로 인기를 끌자 1985년 프랑스 정부는 매년 11월 셋째 주 목요일 자정을 보졸레누보 판매 개시일로 정했다.

와인은 대규모 와이너리가 넓게 분포하고, 포도 수확량이 많은 프랑스에서는 주류라기보다는 물을 타서 매 식사 시에 빠지지 않고 등장하는 음료 정도이다. 물론, 프랑스의 수질 상태가 그리 좋지 못한 영향도 한 몫 한다.

하지만, 국내에서는 럭셔리한 술의 상징이고, 부의 상징이다. 요즘 분양되는 모델 하우스에서는 와인 거치대가 빠지지 않고 등장하는 럭셔리 단골 메뉴가 되었다.

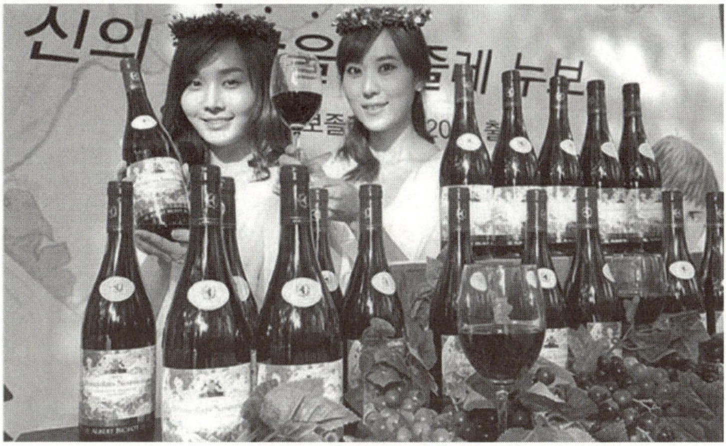

부졸레누부 출시 기념 프루무션

따라서, 11월 셋째 주 특별한 VVIP고객을 선정하여 와인을 선물하자. 곳곳에 당일 프로모션 하는 유통 상가도 많아 보다 저렴하게 구입할 수 있다.

"저희 OO 살롱의 VVIP고객님으로 선정된 것을 축하드립니다. 남은 11월 보졸레누보와 함께 좋은 시간되시길 기원합니다."

그러나, 이것 하나만은 기억하자. 2008년을 기점으로 과거에 비해 보졸레누보의 뜨거웠던 인기는 많이 식었다는 점이다.

30. 살롱에서 '세족식'을 거행하라.

사람의 인체 중에 가장 냄새나고, 더러우며 남에게 보여주기도 싫고, 타인이 만지기도 싫은 곳이 어디일까? 바로 발이다.

사람에게서 발은 건강의 척도이나 미용사에게 있어서 발은 미용실 근무시간에는 자신이 편한 것보다는 힐을 신고 일을 하는 경우가 많아 항상 피로하다.

성경에서도 나오듯 예수님이 자신의 12제자를 받아들이고, 사랑하는 마음에서 가장 냄새나고, 더러운 제자들의 발을 직접 씻어주는 모습을 현대적으로 각색하자면 바로 '섬김의 리더십'이다.

6개월에 한번 정도 아니 1년에 한번 만이라도 미용실 오너와 전 직원이 함께 모여 세족식을 거행해보자.

가슴속 깊은 곳에서부터 이유모를 눈물이 왈칵 쏟아지기도 하고, 함께 일하던 오너와 동료가 남다른 의미로 다가올 것이다.

직장 생활을 하다보면 어쩌면 가족보다도 훨씬 더 동료들과 시간을 많이 보내게 된다.

내 동료를 발을 어루만지고, 그 나름의 성스러운 의식을 통해 새로운 존경과 경건함을 바탕으로 한 팀워크가 만들어지게 될 것이다.

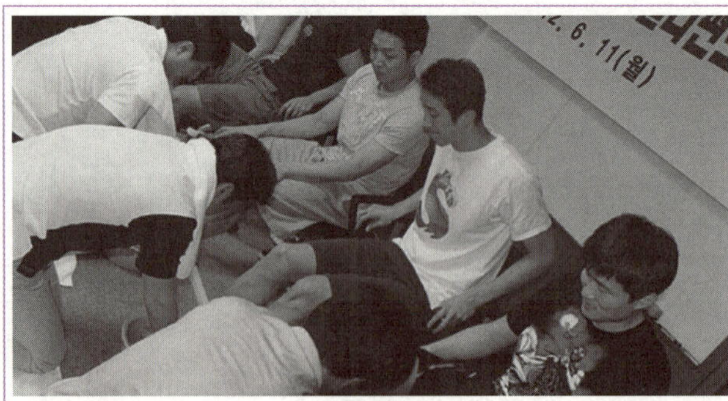

세족식

31. 점판대 연예인 사용 후기 및 이미지 부착

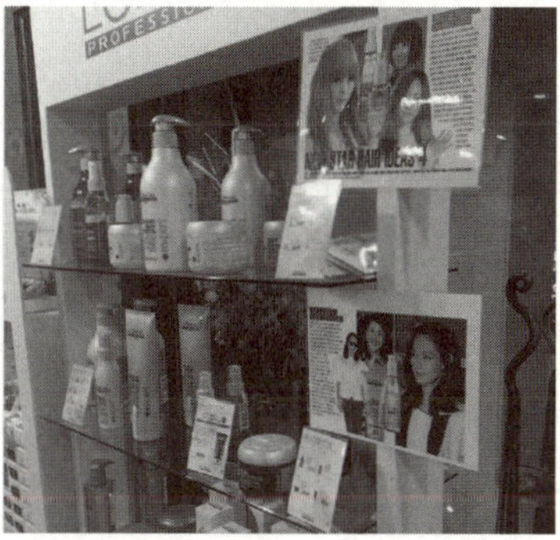
연예인이 직접 사용한 제품 후기 기사 게시

완판녀. 특정 여자 연예인이 드라마나 광고 촬영시 협찬 받아 입은 옷, 구두 등 기타 액세서리 소품들이 완전히 팔려 나간다고 하여 붙여진 신조어이다.

완판녀의 대표적인 스타로는 김남주, 김혜수, 공효진, 최강희 등이 있다.

이른바 워너비 효과이다.

특정 연예인을 좋아하고, 따라하고 싶은 심리적 기대효과

비단 패션 경향이나 액세서리 분야가 아니더라도 이제는 유명 패션잡지나 트렌드 잡지에는 특정 연예인들이 사용한 헤어케어 제품이나 스타일 사진 등을 쉽게 접할 수 있다.

이것을 바탕으로 이제는 미용실 살롱 점판대에도 연예인들이 사용한 제품의 기사나 이미지를 발췌하여 함께 게시해 보자.

평범했던 점판 진열대가 데커레이션 되는 순간이고, 고객의 눈길과 손길이 더해지는 기적의 순간을 경험하게 될 것이다.

32. 비타민을 나눠줘라.

의약분업과 함께 의약품에 대한 오남용이 일반인들 사이에서도 확산대고 있다. 약국에서의 처방 조제용 약품에도 중복 효과가 있는 약품은 제외되어 처방되기도 한다.

그렇다면 비타민은 과연 약품일까? 비타민은 우리 몸에 반드시 필요한 필수 성분으로 미네랄과 함께 직접적인 역할보다는 촉매제 작용을 한다.

또한, 비타민이 결핍될 경우에는 많은 질병들을 유발하게 되게 된다.

비타민 A는 야맹증, 비타민 C는 괴혈병, 비타민 D는 구루병, 비타민 B12는 확산성 탈모의 원인이 되기도 한다.

일반 성인에게는 1일 권장량의 비타민이 필요하게 되는데 대부분 음식물에 의해 섭취되기도 하지만, 특수 비타민제나 철분제 등은 따로 먹을 필요가 있다. 하지만, 과잉 섭취된 경우에는 권장량을 제외하고는 대부분 땀이나 소변으로 배출되게 된다.

최근 객단가가 높은 미용실의 경우에는 반드시 두피 관련 시술을 병행하는 경우가 많다. 국내에 보급되어 있는 두피 제품의 80% 이상이 탈모 예방이나 지연에 효과가 있는 것으로 나타난다.

두피 시술과 병행하여 이제는 고객들에게 두피와 모발에 좋은 종합 비타민제를 선물하자. 머릿속으론 알지만 종합 비타민제를 따로 섭취하는 건강 마니아가 얼마나 될까?

두피 시술은 크게 3단계로 세척, 혈행 촉진, 침투로 나뉘는데 사실 천연 완벽 방수 기능이 탁월한 인간의 피부에는 NMF(천연보습인자)가 있어 사실상의 약액 침투작용이 어렵다.

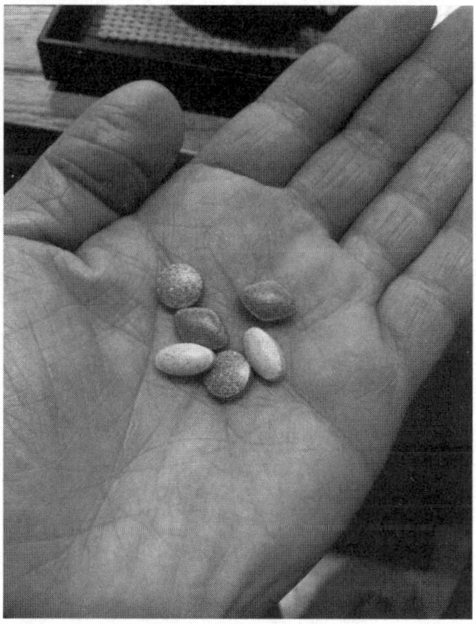
미용실 고객이 두피와 모발에
좋은 비타민제를 받아들고 있다

모세혈관을 타고 들어온 혈액이 모유두를 자극하여 모발을 밀어내는 작용을 하는 것이 탈모 관리의 핵심이므로 반드시 두피 관련 시술에는 음식과 미네랄 요법이 함께 병행되어야만 효과적이다.

일반 약국에서도 자양강장제를 서비스하듯 이제는 미용실에서도 고객의 두피와 모발에 좋은 종합 비타민제를 서비스 하자.

고객의 만족도는 훨씬 더 높아질 것이다.

33. 마케팅 품앗이

품앗이 사전적 의미로 마을 공동체에서 힘든 일을 서로 거들어 주면서 서로 간에 품을 지고 갚고 하는 일이다.

선조들의 지혜와 이웃 간의 정을 느낄 수 있는 가장 한국적인 정서와 인간미가 어려 있는 일의 나눔이다.

살롱 오픈이나 판촉 기타 거리행사시 늘 빠지는 소극적인 사람이 있다. 그러다보니 대부분 근무 경력이 짧은 인턴사원들을 배치하는 경우가 많은데 그렇게 되면 홍보는 차라리 하지 않느니만 못하게 된다.

울며 겨자 먹기로 등 떠밀려 나온 직원들의 표정 또한 밝을 수가 없는 것이다.

고객 입장에서 조금만 생각해 보자.

거리 행사시 고객은 배포용 판촉물을 받아들고는 미용실의 커트나 펌, 염색 가격 등을 물어보거나 스타일에 대해 질문하는 경우가 많은데 그럴 경우 인턴사원의 입장에서는 대략난감하기 그지없다.

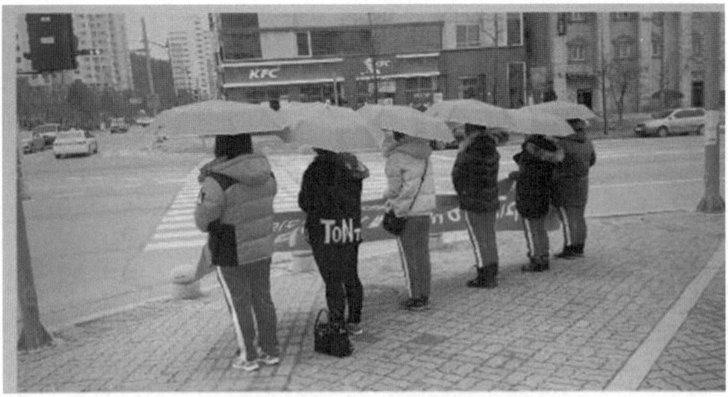

강릉 이미정 헤어의 마케팅 품앗이(오픈 홍보)

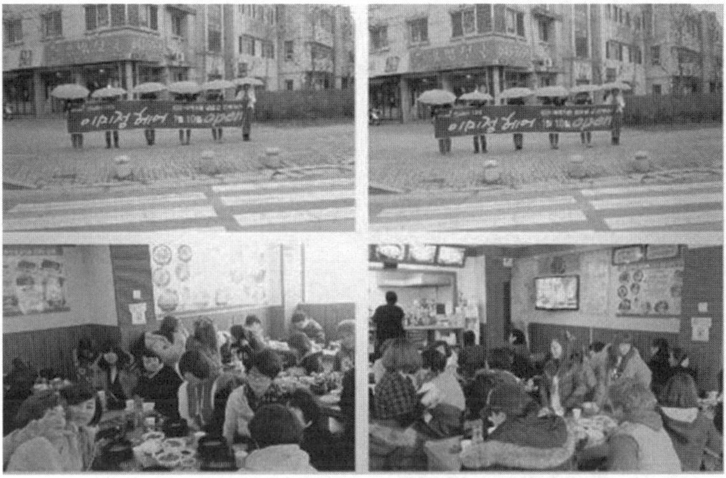

마케팅 품앗이 후 회식 모습

이제는 살롱에서 디자이너와 인턴을 한조로 묶어서 '마케팅 품앗이'란 이름으로 판촉이나 홍보활동을 병행하자.

그렇게 되면 혼자보다는 덜 창피할 것이고, 뻘쭘할 것이다.

선조들의 지혜를 발휘하여 상급자와 하급자가 함께 어우러진 마케팅 품앗이를 통해 살롱도 널리 알리고, 고객의 직접적인 상담은 물론 동료 선,후배간의 교감도 확인할 수 있는 좋은 시간이 될 것이다.

34. 행운의 2달러의 유래

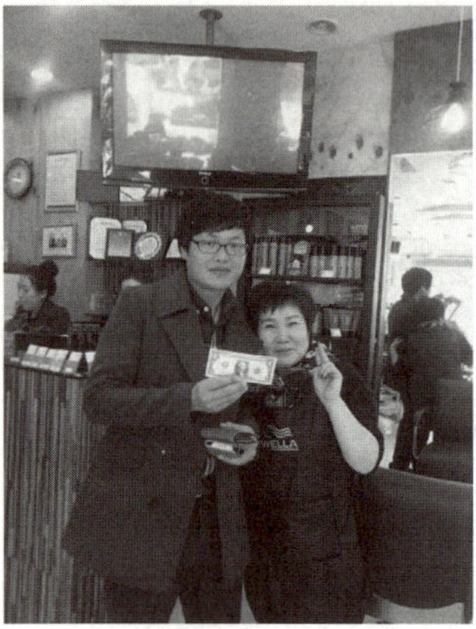

신년 1달러 증정 이벤트

1928년 미국 연방준비위원회에서 최초의 2달러 지폐가 발행되었다. 통용화폐로의 수단보다는 수집용으로서의 가치가 있었다.

이는 미국의 서부개척 시대에 노다지를 찾아 미지의 세계를 향해 떠났던 사람들이 긴 여정의 두려움과 외로움으로 유난히 숫자 '2' 를 좋아했기 때문이었다고 한다.

특히, 1960년대에 〈상류사회〉라는 영화에 출연했던 여배우가 같이 출연했던 남자배우 프랭크 시나트라로부터 2달러 지폐를 선물로 받은 후 실제로 모나코 왕국의 왕비가 되자 이 지폐가 행운을 가져다준다는 속설이 생겨났다.

이 주인공이 바로 모나코의 왕비였던 그레이스 켈리이다.

우리나라 고유의 미풍양속에는 설날을 맞아 어른들에게 새배하고, 새뱃돈을 받는 풍습이 있다.

누구나 새해에는 의미가 남다르듯 고객에게 행운의 2달러 유래를 설명해주고 증정도 해보자.

위에서 말한 대로 2달러 지폐는 통용되는 수단보다는 가치를 지닌 수집용으로 의미가 깊어 은행에서도 액자에 넣어 우수 고객에게 나눠줄 정도이다.

2달러가 부담스럽다면 행운의 2달러에 대한 유래만 설명하고, 1달러를 주어도 무방하다.

실제 이론으로만 그친 것이 아니라 이런 이벤트를 직접 실천하는 살롱이 있다. 강원도 강릉 교동 택지에 위치한 이미정 헤어이다. 월 매출 1억이 넘는 매장으로 현재 3개 점포를 운영 중이신데 개인적으로 이미정 원장님을 존경한다.

그 분의 무서움은 항상 낮은 자세의 배움에 있고, 그것을 직접 실천한다는 것이다.

앞으로도 이미정 헤어의 발전과 직원 모두의 건승을 기원한다.

35. 유료 샴푸제를 도입하라.

1997년 IMF이후 가장 먼저 그리고 가장 크게 쇠퇴의 길을 걸었던 직종 중에 하나가 바로 미용업이 아니었을까 생각한다. 하지만, 시장 상황과는 정반대로 이때 시작된 남성형 미용 전문 프랜차이즈는 우후주순 성행하였고, 최단 시간 최대의 프랜차이즈 개설수를 갱신하며 승승장구하였다.

때마침 불었던 미용업의 신고제도 한 몫 하였다.

하지만, 지금은 1층 라인으로 그렇게 많았던 남성형 미용 프랜차이즈가 찾아볼 수 도 없을 만큼 수가 줄었다.

이유가 뭘까?

여러 가지 주된 이유가 있겠지만, 그 중에서도 일부 남성 고객은 셀프 샴푸에 대한 불만도 있었다.

두피에는 다양한 경혈점이 존재하기 때문에 미용사의 샴푸 서비스만으로도 피로가 풀리는 효과가 있다. 따라서, 직접 샴푸하는 것보다는 기도가 개방될 정도로 경추를 이완시키면서 받는 와식 샴푸 서비스는 일시적인 스트레스 해소와 피로 회복에 효과적이다.

	샴푸명	(선택) 지압강도	샴푸제	금액	특징
1단계	안단테	약/중/강	플레인	없음	일반 플레인 샴푸
2단계	모데라토	약/중/강	아로마	없음	약산성 샴푸
3단계	프레스토	약/중/강	두피전문 기능성	3,000원	스캘프 두피 혈행 마사지

샴푸 전 고객님의 두피 상태와 지압 강도를 말씀해 주시면
고객님의 모발 타입에 맞는 샴푸제로 최상의 샴푸 서비스를 해드리겠습니다.

단계별 고객 맞춤식 샴푸 서비스

인턴사원의 개인 급여 상승과 샴푸 테크닉의 향상을 위해 고객 선택적 유료 샴푸 서비스를 제공해 보자.

고객 자신의 샴푸제 선택과 지압강도를 통해 인턴의 스캘프 샴푸 테크닉 향상은 물론 고객의 만족도도 동시에 상승하게 된다.

또한, 고객의 점판 구매 확률도 높고, 인턴사원의 부가 급여도 상승되니 일거양득의 효과가 있는 셈이다.

36. 주말에는 트레이닝복을 입고 색다름을 연출하자.

살롱에서의 색다른 연출과 이벤트는 마찬가지로 고객에게는 또 다른 감동과 재미를 준다. 그것을 바탕으로 바이럴 마케팅이 전개되며, 고객의 재방문이 이루어지게 된다.

최근 크레용 팝이 중독성 있는 쉬운 멜로디와 반복적인 가사 그리고 가장 편해 보이는 트레이닝복을 입고 나와 주목을 받았다.

트레이닝복은 춤을 추기에도 가장 편해 보이고, 활동적이지만 보는 이들 또한 웃음을 연발하며 즐겁게 보곤 한다.

이제 살롱에서도 새로움을 연출해보자. 아니 이미 크레용 팝이 선전했으므로 고객에게는 즐거움을 선사하는 백발백중의 검증된 마케팅 전략이 될 수 있다.

NATO. 북대서양 조약기구를 말하는 것이 아니다.
Not Action Talking Only(행동하지 않고, 말만한다.)

다시 한 번 말하지만 아는 것은 중요한 것이 아니다. 실천하는 것이 가장 중요하고 어렵다.

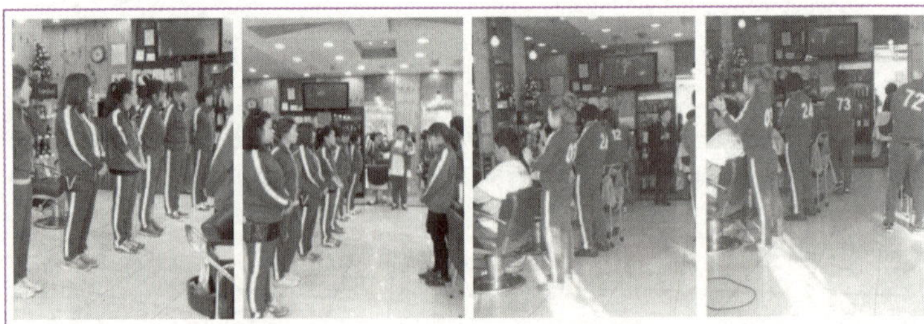

주말에 트레이닝복을 입고, 조회와 시술을 하는 모습(이미정 헤어)

37. 정월대보름 견과류를 포장해서 나눠주자.

우리나라 정월대보름의 대표적인 풍속 중에 하나가 바로 '부럼'이다. 부럼이란 말 그대로 부스럼에서 파생된 말이다.

『동국세시기』의 기록에 따르면 정월 보름날 이른 새벽에 날밤、호두、은행、무 등 속(等屬 : 붙이)을 깨물며, 올 한해도 종기나 부스럼이 나지 않게 해달라고 기원했다고 한다.

정월대보름을 맞아 고객에게 견과류를 정성껏 포장해서 나눠주고, 견과류의 효능에 대해 설명해 준다면 고객의 만족도와 입소문에 의한 파급 효과를 높일 수 있다.

견과류의 효능은 첫 번째로 성인병 예방에 탁월한 효과를 보인다. 견과류 자체가 혈관을 깨끗하게 하는 작용을 해서 해로운 중성 지방을 없애주고, 저밀도 콜레스테롤 수치는 낮추고, 몸에 좋은 고밀도 콜레스테롤은 유지시켜주어, 성인병을 예방해준다.

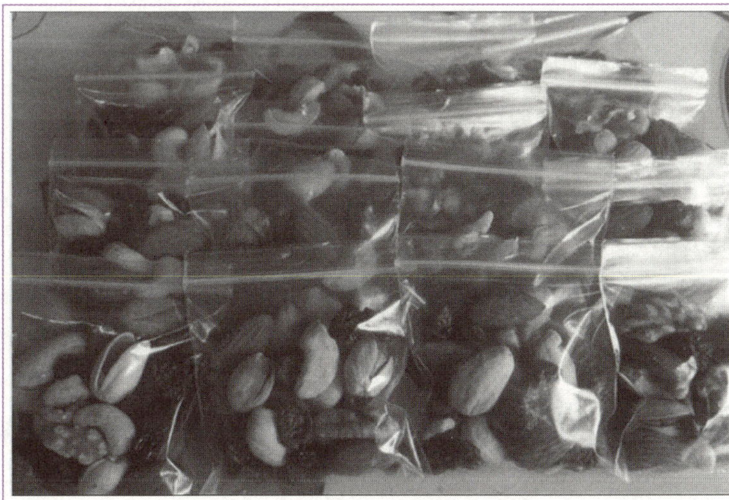

고객 증정용 견과류 포장

두 번째 효능은 견과류에 많이 함유되어 있는 불포화지방산은 뇌신경 세포를 성장시켜, 성장기 아이들의 두뇌 발달에 좋다. 또한, 노인들의 치매 예방에도 효과적이다.

세 번째 효능으로는 다이어트에도 도움이 된다. 견과류를 간식으로 조금씩 섭취하게 되면 폭식의 위험을 줄이고, 영향 균형도 맞출 수 있다.

마지막으로 견과류는 건조한 피부에 윤기를 더해주고, 혈액의 흐름을 도와서 피부세포를 건강하게 해준다.

우리나라의 세시 풍속에 고객의 건강과 미용 목적으로 견과류를 정성껏 포장해서 선물하자.

일거양득의 만족도와 효과를 높일 수 있는 강력한 바이럴 마케팅 툴이 될 것이다.

38. 직원도 강력한 홍보 마케팅 자원이다.

개인적으로 존경하는 원장님중의 한 분이다. 이분에게는 "지역적인 객단가가 낮다. 고객들의 수준이 낮다."는 일반적인 편견이 통하지 않는다.

로케이션상의 약점을 기회요소로 전환시키며, 뚝심과 고객 편의에 맞춘 마케팅으로 승승장구하고 있는 리안헤어 구월동점의 윤명숙 원장님이다.

직원 각각의 자연스런 표정과 일상을 사진으로 찍어 카카오 스토리에 올려놓았다. 직원 한명 한명의 개인 프로필은 없었지만, 환하게 웃고 있는 모습에서 왠지 모를 살롱의 포스를 느낄 수 있다.

또한, 어떤 품목을 얼마만큼 할인한다는 내용도 없다. 오직 직원들만이 있을 뿐이며, 원장님과 직원들이 주인공이다.

대부분의 미용실 오너들이 할인율과 특정 시즌에 포커스를 맞춰 고객 프로모션을 구성한다면 지금의 홍보 활동은 오히려 홍보라기보다는 살롱의 일상을 소개하는 자연스런 모습으로 친근하다.

상황이 이러하다 보니 고객들도 댓글 달기에 주저하지 않는다.

아직도 할인율과 프로모션 제목을 무엇으로 할까 고민한다면 지금의 방법을 추천해주고 싶다.

미용은 이제 단순한 시술의 범위를 넘어 얼마나 고객과 소통하는가를 기준으로 매출 상승과 고객 재방문율이 창출되는 네오휴머니즘의 장이 되어가고 있다.

내 주변의 작은 곳에서부터 눈을 돌려, 새로운 것을 찾아보자. 생각지도 못한 곳에서 보물을 발견하게 될 것이며, 그 중에서도 활짝 웃는 내 직원들은 어쩌면 강력한 홍보 마케팅 원석이 될 수 있을 것이다.

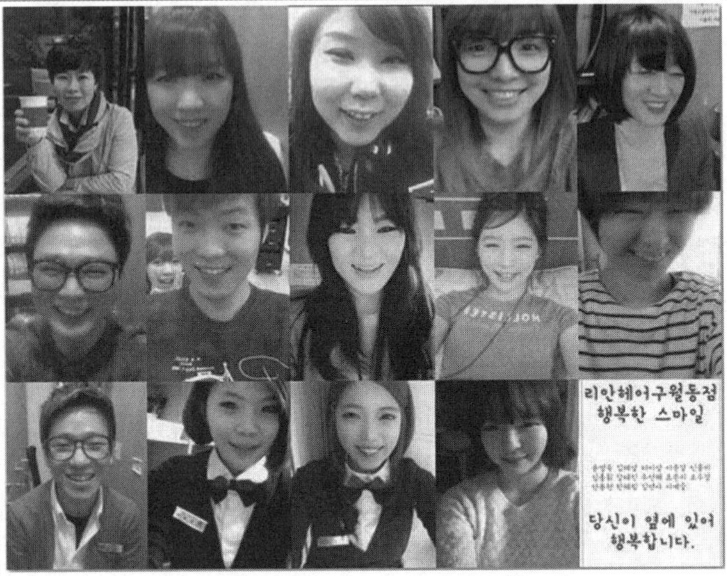
리안헤어구월동점
행복한 스마일
당신이 옆에 있어
행복합니다.

리안헤어 구월동점의 카카오 스토리를 통한 직원 소개

"낯선 사람들을 함부로 대하지 말라. 그들은 위장한 천사일 수도 있으니……." 영국의 대문호 셰익스피어가 한 말이다.

낯선 사람은 두 번째라 하더라도 이제는 나를 위해 내 살롱을 위해 일 해주는 직원들부터 활짝 웃게 만들자.

반드시 천사가 되어 살롱을 성장시킬 것이다.

39. 직원의 경쟁력이 곧 살롱의 생산성이다.
[미용 경연대회 참가]

"직원의 경쟁력이 곧 살롱의 생산성이다." 아무리, 브랜드숍이니, 마케팅이니 컨설팅이니 해도 고객들은 당장 자신의 스타일에 맞지 않는 엉성한 시술에는 발길을 돌리기 마련이다.

재교육 기관을 통해 보수 교육을 받는다 하더라도 직원 자신이 노력하지 않는다면 실질적인 기술 향상은 기대하기 어렵다.

하루 종일 일을 했음에도 불구하고 "남아서 연습을 더 해라. 쉬는 날 쉬지 말고, 교육을 받아라."하는 것은 기대 이상의 능률을 올리기에는 적합하지 않은 구태의연한 옛날 방식이다.

직원들의 기술 향상을 위한다면 이제는 대회에 출전시키자. 또한, 심리적 MBO(Management By Object : 목표 관리법)를 접목시켜 3위 이상 입상시 포상금이나 급여 인상을 프로모션으로 거는 것이다.

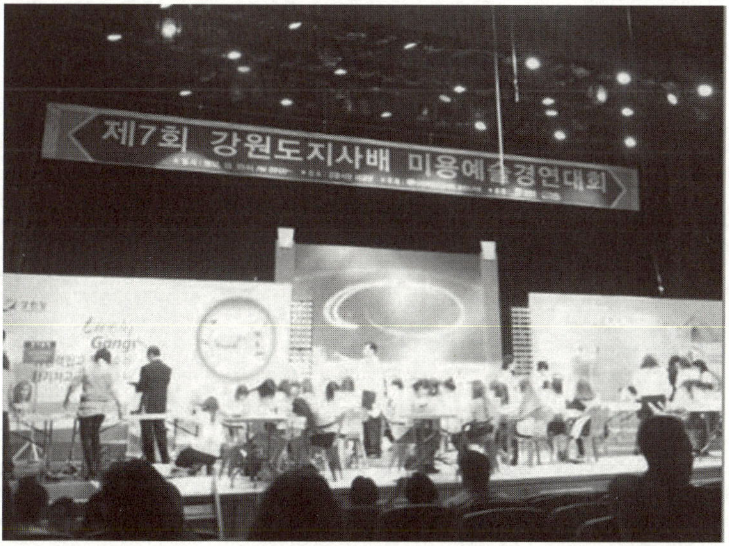

미용 경연 대회

그렇게 되면 개인 살롱에서는 자체적인 승급 심사가 되는 것이며, 객관적으로 직원의 기술을 검증할 수 있게 된다. 또한, 대회 준비 기간 동안 직원은 본인이 알아서 연습하게 되고, 자신의 부족한 부분을 채워 노력하게 된다.

아울러, 수상한 상패나 상장을 자신의 경대위에 비치한다면 고객의 신뢰도를 높일 수 있게 된다.

시대적인 요구에 발맞춰 이제는 직원의 눈높이와 강제성을 띠지 않는 자율적인 목표 관리법을 구사한다면 직원의 경쟁력을 높일 수 있는 것과 동시에 살롱의 경쟁력을 확보하게 될 것이다.

40. 퇴사한 직원에게 주목하라.

미용실 어디서도 직원 수급은 원활하지 못하다. 그 만큼 미용실 숫자는 빠르게 많아졌으며, 일의 형태는 3D업종으로 전락되어 종사자들은 점점 줄고 있는 추세다.

전국 각 미용 대학의 졸업생이 1년이면 수천 명에 달하나 실질적인 취업률은 채 5% 가 안 될 정도로 저조하다.

직원의 경쟁력이 살롱의 생산성으로 직결되는 것인데, 그러다 보니 자연 살롱의 생산성일 떨어질 수밖에 없게 된다.

퇴사한 직원의 이유로는 아래의 표가 대표적이고, 주류를 이룬다.

직원의 퇴사 이유

퇴사 이유	%	비고
직원과의 마찰	40	
급여	30	
스카우트 및 창업	20	경력이 많은 미용사
교육 부재	5	경력이 적은 미용사
기타	5	

출처 : daum 카페 이범식의 뷰티경영사관학교

이제는 퇴사한 직원에게도 시선을 옮겨 주목하자. 당시에는 자신만의 피치 못할 사정이 있었다 하더라도 퇴사한 직원의 성격과 시술 능력은 상당부분 검증이 된 부분이라 신규 직원 채용에 뒤따르는 또 다른 비용 절감과 적응에 대한 기회비용을 줄일 수 있게 된다.

미용실에서의 신규 채용에는 기술력을 검증할 수 있는 시스템이 없고, 오로지 신규 채용을 희망하는 직원의 말과 이력서에 의존할 수밖에 없게 된다.

따라서, 울며 겨자 먹기 식으로 마음에 들지 않아도 어쩔 수 없이 채용하게 되는 경우가 많고, 면접도 오너가 주도권을 쥐고 있는 것이 아니라, 피면접자가 미용실의 이것저것을 물어보며, 생각해보고 연락 준다는 식으로 마무리되는 경우가 허다하다.

구관이 명관이듯 예전에 근무했던 직원에 비해 신규 채용 인력이 반드시 나은 결과만을 가져올 수 는 없는 것이다.

직원의 인사 관리 카드를 꼼꼼히 기록하고, 체크하여 과거에 근무한 경험이 있던 퇴사한 직원과도 계속해서 유대관계를 형성하자.

퇴사했던 직원 역시 옛 직장을 그리워하는 경우도 많고, 재입사한 직원이 실질적으로 매출 상승하고, 이직률이 감소하게 된다.

예를 들어 살롱을 경영한지가 10년이라면 그 동안 거쳐 간 직원의 수가 몇 명이겠는가? 그러나, 실제 살롱에서는 대체적으로 2년 이하의 근무자가 주류를 이루는 경우가 대부분이다.

이제는 직원의 성향만을 탓할 것이 아니라, 말 그대로 장기적인 인간 경영과 관리로 살롱의 효율을 높이자.

과거에 근무했던 퇴사 직원도 새로운 옥석이 되어 살롱의 든든한 버팀목이 될 수 있다.

41. 조회시 예약 고객을 분석하라.

이 글에서만 벌써 두 번째 조회에 대한 얘기를 거론한다.

미용실에서 직원들을 개인적으로 만나 봐도 역시나 조회는 직원들에게 있어 따분하고, 오너들의 잔소리 시간이 되며, 이것 때문에 일찍 나와야 하는 번거로움에 짜증난다는 의견이 많다.

하지만, 조회는 하루의 시작을 여는 굉장히 중요한 절차임에는 틀림없다.

이렇게 중요한 시간을 그냥 잔소리로 허비하지 말고, 긍정적인 에너지와 시너지로 전환해야만 한다.

예를 들어 메디컬 드라마에 자주 등장하는 장면으로 의사들이 수술을 앞두고, 수술대기 환자의 차트를 보며 다른 의사들과 의사소통하는 것을 볼 수 있다. 현재 환자의 상태와 수술 과정을 사전에 다른 의사들과 시뮬레이션 하는 것이다.

이제는 살롱에서도 조회 시간을 무의미하게 보낼 것이 아니라 예약고객을 분석해 보자.

고객의 성향과 좋아하는 스타일, 심지어 좋아하는 차의 종류와 가족 관계 까지도 토론하는 것이다.

대부분 예약 고객은 살롱의 우량이나 단골 고객이 많아 직접적인 화학 시술을 담당하는 디자이너 외에도 함께 공유하거나 교감할 수 있는 거리들이 많게 된다.

매니저를 비롯한 중간 관리자가 금일 예약 고객을 불러주고, 다른 디자이너들이 고객에 대해서 서로 토론하고, 인턴에게 특별 지시 사항이 있으면 사전에 당부해 둔다.

한 발 앞선 고객 대응으로 고객의 기분과 스타일 만족도는 최고조에 달할 것이다.

42. 카카오 톡, 카카오 스토리, 밴드를 활용한 제품 동영상 발송

미용 프랜차이즈에서 근무하던 시절 '고객들이 미용실에서 펌을 하는 이유'에 대해 고객 1,200명을 대상으로 설문을 조사한 적인 있다.

고객이 미용실에서 펌을 하는 이유?

순위	내용	%
1	집에서도 관리를 쉽게 하기 위해서	89
2	예뻐지려고	5
3	계절이 바뀌어서	3
4	새로운 스타일로의 변신을 위해서	2
5	친구의 권유로	1

표에서 보는 바와 같이 집에서도 관리를 쉽게 하기 위해서가 압도적으로 많았다.

고객들의 니즈(Needs)는 미용실에서만 예뻐지려고 하는 것이 아니라 집에서도 쉽게 자신의 헤어스타일을 손질하고 싶어 한다는 것을 알 수 있다.

따라서, 화학 시술을 한 고객은 자연스럽게 매장에서 판매하는 헤어 케어 제품에 관심이 많을 수밖에 없다.

펌 시술 후 미용사가 블로우 드라이어를 통해 차가운 바람과 뜨거운 바람으로 동시에 말리거나, 머릿결을 꽈서 마무리하는 모습을 보게 되면 어설프지만 집에서도 미용사의 마무리 모습을 떠올리며 자연스레 따라하게 된다.

또한, 미용사의 마무리 헤어 케어 제품에 주목하며, 어떤 제품인지 관심을 보이기도 한다. 그래서, 스타일 마무리 단계에서 미용사는 전문적인 용어를 써서 어렵게 설명하기 보다는 되도록이면 쉽게 설명하는 것이 좋다.

특성별로 남자는 왁스류와 같은 스타일 제품을 선호하며, 여성의 경우에는 헤어 엣센스와 같은 세럼 종류를 선호한다.

하지만, 헤어 전문가가 아닌 일반인 고객들의 경우 제품에 대한 사용법에 그리 익숙하지 않은 경우가 많다.

OO 살롱의 OO 남자 고객의 경우 미용사의 권유로 헤어 엣센스를 구매했지만, 샴푸로 착각하여 샴푸시 거품이 나지 않는다고 항의한 적도 있었다.

IT 강대국인 우리나라의 경우 스마트 폰의 보급률을 세계적이고, 보편화되어 있다.

출근길 지하철 풍경만을 봐도 저마다 자신의 스마트 폰으로 영화를 보거나, 인터넷을 검색하거나 다운 받은 음악을 듣거나 하는 등 거의 비슷한 모습들의 진풍경이 연출된다.

이젠 살롱에서도 살롱용 스마트 폰을 구입해서 살롱용 스마트 폰에 고객 연락처를 담아 온라인 커뮤니케이션을 구축한 고객 관리법이 필요하다. 매장용 PC에서 보다 훨씬 더 적극적으로 고객들과 소통할 수 있을 것이다.

제품만을 위한 판매보다는 고객을 향한 감사함을 담아 고객이 구입한 제품을 잘 사용하고 있는지, 추가적인 제품 정보와 팁을 설명한 동영상을 카카오 톡을 통해 전송한다면 SMS 사용료 없이 고객의 만족도는 훨씬 더 높아지게 된다.

아울러, 매장 스타일 사진이나 고객 동의를 얻은 완성도 높은 스타일 이미지를 카카오 스토리나 밴드를 통해 구성한다면 고객의 만족도는 물론, 빠른 재방문율을 높일 수 있고, 고객 이탈을 방지할 수 있을 것이다.

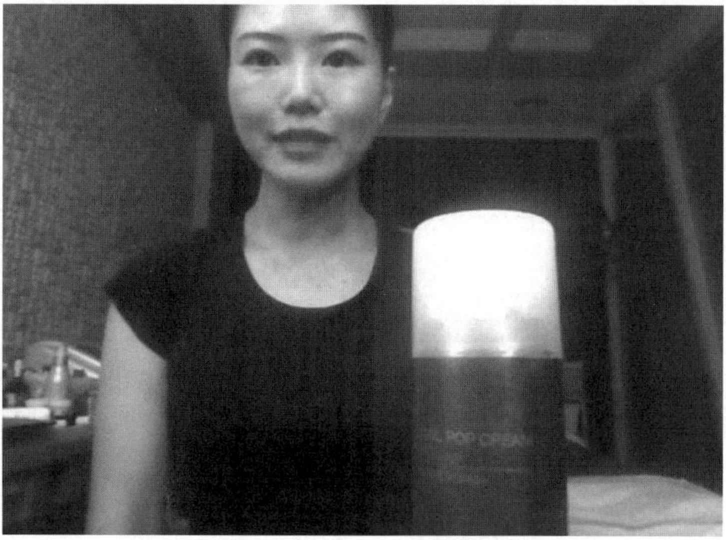

점판용 제품 카카오 톡을 통한 동영상 설명

쉬어가는 페이지

프로 미용사가 되기 위한 십계명

1. 몸이 기억하게 하라. : 습관

2. 시간에 투자하라. : 인내

3. Back to the basic : 기본에 충실

4. 처음 시작이 중요하다. : 처음부터 제대로 배워라.

5. 경험을 축적하라. : 대회 참가

6. 관계를 형성하고, 소통하라. : 인간관계

7. 서비스가 경쟁력이다. : 미소, 친절

8. 나 자신이 상품이다. : 자기 관리

9. 연습을 실전같이 하라. : 반복 학습

10. 멘토를 지정하라. : 사람 중심의 목표 설정

세상의 모든 경영 미용실에서 배워라

CHAPTER 9

뛰어난 오너를 만드는 참모 리더십

1. 마키아벨리(1469~1527)

마키아벨리는 르네상스와 종교 개혁기가 겹쳐진 시대를 살았던 이탈리아 플로렌스 지방의 사람이다.

역사상 최고의 참모로 거론되고 있지만, 사실 마키아벨리의 대한 평은 호불호가 분명하다. 시대의 간신으로 평가되는가하면, 절대적인 군주를 보필하는 뛰어난 참모라고 역사는 묘사한다.

마키아벨리는 덕이나 도덕적 원리는 군주의 통치 행위를 정당화하여 민중을 선동하는 수단일 수는 있으나, 통치 자체의 기반일 수는 없다. 따라서, 권력의 사용은 도덕적으로 옳고, 그름의 판단 대상이 될 수 없다.

마키아벨리는 통치자가 덕을 갖추고 있는지에 따라 통치 행위를 평가하는 관점을 부정한다.

'군주론'에서 마키아벨리가 말하는 '덕(Virtu)'은 '권력을 효과적으로 행사하여 사람들을 지배할 수 있는 능력' 혹은 '권력 행사에 필요한 권위를 확대할 수 있는 능력'을 뜻한다.

또한, 목적 달성을 위해서라면 어떠한 수단도 허용되기 때문에 결과가 과정을 정당화해준다.

극단적인 철학을 내포하는 듯 보이지만, 오너가 아닌 참모라면 당연히 과정보다는 결과가 좋아야 할 것이다. 평생을 군주로 살지 못했던 마키아벨리는 군주의 통치를 원활하게 하기 위해 참모로서 고심할 뿐 본인의 통치 철학을 군주의 입장에서 밝힌 적은 없었다.

그의 대표적인 저서 '군주론'에서는 냉혹하고, 잔인하며 피도 눈물도 없는 철혈 군주를 이상형으로 삼고 있고 있지만, 사실 마키아벨리는 '군주론'이라는 책 한 권으로 평가할 수 있는 인물은 아니다.

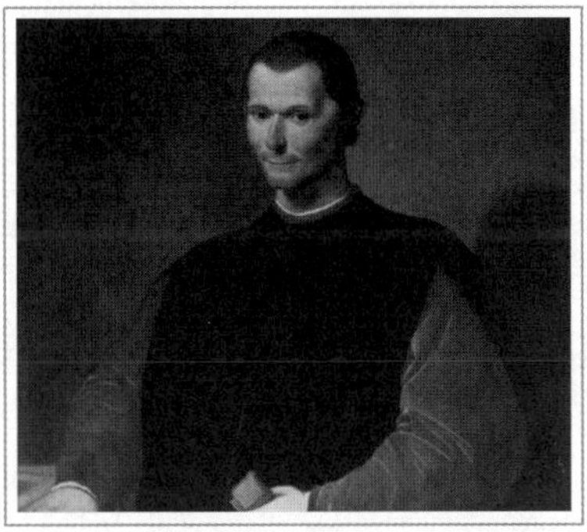

마키아벨리는 강한 사람들을 위해 대부분을 보냈을 것 같지만, 사실 그는 절망의 시간이 더 많았다고 한다. 어렸을 적부터 이미 전쟁을 경험하였고, 바르젤로 감옥에서는 '날개 꺾기'라는 무시무시한 고문을 당했으며, 비교적 순탄하고 하려했던 공직 생활에서조차 마지막에는 비극적인 결말로 끝났다.

중세 이탈리아 피렌체의 외교와 국방을 책임지고 있던 마키아벨리는 사실 약자의 입장에서 모든 것을 판단해야 했다. 당시 피렌체의 정치가들은 정세의 큰 그림을 그리지 못하고, 자신들의 이익만을 위해 열을 올렸다.

정작, 두려워해야 할 것을 두려워하지 않았기에 많이 답답했음에도 그는 자신의 조국 피렌체를 위해 몸과 마음을 바쳐 일했다.

'군주론'이후에 마키아벨리가 집필한 '로마사 논고'를 보면, 그는 평생을 약자를 위해 살았고, 그의 작품들은 강자들을 위한 것이라기보다는 약자의 전유물이라는 생각마저 든다.

마키아벨리의 대표적인 어록에는 "나의 이 글을 읽는 젊은이들이 행운을 만나는 기회를 잡는다면 언제든지 지금 세상의 잘못을 피해 옛 세상의 선례를 본받게 하고 싶습니다. 내 말을 이해할 수 있는 사람들 가운데서 단 한 사람만이라도 하나님의 은혜를 넉넉히 받아 이것을 실행할 힘을 가진 사람이 나오길 간절히 바랍니다."란 말이 있다.

이 말은 마키아벨리가 약자에게 전하는 강력한 메시지로, 강자에게 그들의 권리를 빼앗기지 않기 위해서는 항상 깨어서 공부를 해야 한다고 강조한다.

독서광으로도 유명한 마키아벨리는 실제로 독서를 할 때 정장을 차려 입을 정도로 책을 사랑하였으며, 참모의 제1 덕목으로 항시 독서를 꼽고 있다.

독서는 무한한 간접 경험을 제공하며, 지혜의 소산이다. 따라서, 오너를 보필하는 참모라면 당연히 책을 가까이하는 습관이 몸에 배어 있어야 한다.

다양한 부분에서 중요한 의사 결정을 해야 하는 오너에게는 빠르고, 분석적이며, 종합적인 보고가 필요하다. 따라서, 유능한 참모가 되기 위해서는 마키아벨리가 역설한 것과 같이 독서를 생활화하고, 어느 정도 결말이 예상되는 예측 가능한 일들에 대해 오너가 결정하기 쉽게 보고해야 한다.

"유능한 참모여~ 마키아벨리의 마지막 말을 기억하자!"

"결과가 과정을 정당화 해준다."

2. 한비자(기원전 3세기~?)

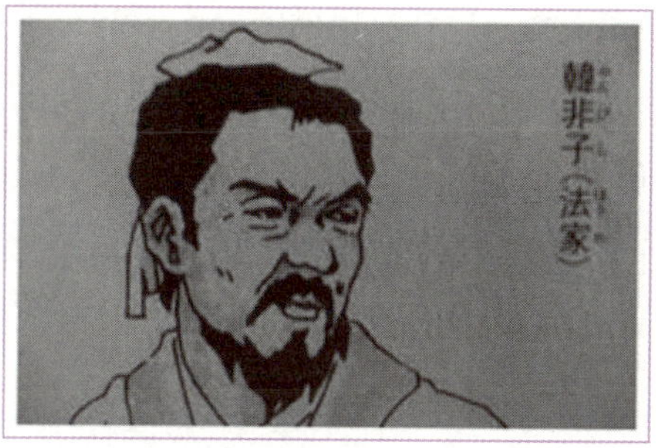

한비자의 이름은 한비(韓非)인데 전국시대 저명한 철학가이며 법가학설을 집대성한 학자이며 산문가이다. 그가 창립한 법가학설은 중국 첫 중앙집권제 통일국가의 탄생에 이론적 근거를 제공했고, 진시황제는 한비자의 글을 높이 평가하여, 이 글을 자신의 정책에 활용을 하였다고 한다.

한비자는 기원전 3세기, 전국시대 후기 한국(韓國)의 왕족가문 태생이다. 그는 말 더듬이여서 언어구사를 잘 하지 못하는 대신 저술에 능했다.

다 그런 것은 아니지만 실제 오너들은 달변가들이 많아서, 그의 성향만 보더라도 오너보다는 참모로서의 기질이 엿보인다.

한비자의 글은 한나라에서는 그리 인정받지 못했지만 당시 강국인 진나라에 전해져 진시황이 즐겨보는 글이 되었다.

사마천의 '사기'에 의하면 한비자의 저서 중 '고분'과 '오두'를 진시황이 우연하게 보게 되였는데 진시황은 "이 책이야말로 내가 기다리던 것이다. 내가 이 사람을 만날 수만 있다면 죽어도 한이 없다고 감탄했다." 고 한다.

한비자의 사상에서는 법술론이 대표적이다. 여기서 법이란 법령을 뜻하는데 한비자는 법은 국가통치의 근본이라고 강조했다.

법은 백성이 따라야 할 절대적인 기준이 되어야 하며 아무리 평범한 군주라도 법의 운용만 잘 터득하면 훌륭한 정치를 할 수 있다는 것이다. 여기서 술이란 법을 운용하는 방법을 말한다.

술은 군주가 혼자 가슴에 간직하고 남 몰래 신하를 제어하는 방법으로서 이 방법을 남에게 절대로 알려서는 안 되며 군주는 신하의 말이 진실인가를 꿰뚫어보는 재주도 있어야 한다는 것이다.

한비의 글은 논리가 정연하고 필봉이 예리하며 의론이 투철하고 논증이 충분하며 요해를 찌르는 특징을 갖고 있다.

한비자의 글 '오두'에서 나오는 오두란 다섯 마리 해충이라는 뜻이다.

이 글에서 한비자는 나라를 좀먹는 다섯 마리 해충과 같은 부류의 인간을 다음과 열거하고 있다.

(1) 옛 성현을 칭송하며 인의(仁義)를 빌어 **말을 꾸며내는 자**

(2) 거짓말을 꾸며 외세의 힘을 빌어 제 욕심을 채우려고 하는 **유세가**

(3) 사재를 모아 유력자에게 아부하며 전공을 세운자의 공로를 묵살하는 **측근자**

(4) 무리를 모아 의협을 내세우며 그것으로서 이름을 얻으려 하며 국법을 어기는 **협객**

(5) 변변치 못한 그릇을 만들어 팔아서 사치품을 사 모았다가 때를 보아 폭리를 얻고 농민이 애써 얻는 것과 같은 이익을 힘들이지 않고 한 순간 얻는 **상인들**

한비자의 글은 발상이 독특하고 묘사가 대담하며 언어가 유머적이고 여운을 남기는 글로서 아직도 세인들에게 경종을 울려준다.

한비자는 많은 우화 이야기와 풍부한 역사지식을 논증자료로 잘 이용해 추상적인 도리를 설명했고, 자신의 법가사상과 사회, 인생에 대한 깊은 인식을 형상화했다.

글에 인용된 우화 이야기는 그 풍부한 내적 함의를 가지고 있으며 생동한 이야기는 사람들의 입에 자주 오르는 성어로 되여 지금까지 전해 내려오고 있다.

한비자의 구슬

한비자의 구슬은 김진경의 소설 '신의 죽음'(대산출판사,2006년) 제 1권에 등장하며, 한비자의 명언 중에 "구슬을 담는 궤만 사고 그 속에 든 구슬은 돌려주었다. 세상에는 말만 번드르하게 하는 사람만 중용하고, 사람의 진실된 참된 것을 소중하게 생각할 줄 모른다." 란 내용이 있다.

뷰티 살롱에서도 오너의 최측근인 중간 관리자들 때문에 중도에 퇴사하는 직원들이 많다. 특히나 기술이 없는 경영 오너의 경우 살롱 전체를 중간 관리자에게 전담하는 경우가 많은데, 이럴 때 살롱 전체의 이익과 목표보다는 중간 관리자의 개인적인 성향에 따라 직원들의 평가 방식과 오너에게 전해지는 보고가 달라진다.

한비자가 오두에서 밝힌바와 같이 살롱의 전체 성장을 저해하는 오두를 꼽아보자.

살롱을 좀먹는 미용실의 '오두'

(1) 다른 곳으로 갈 때 많다며, 직원들을 선동하고, **부정적인 생각을 확산시키는 직원**

(2) 개인주의가 팽배하여 개인 미용 업무 외 살롱 전체의 일(청소, 교육, 회의 등)은 방관하는 **이기적인 직원**

(3) 고의적인 뒷담화로 자리에 없는 직원을 험담하고, 직원 간 **불신과 불화를 야기시키는 직원**

(4) 매장 전체의 규율과 규정을 번번이 어기고도 자기 합리화를 통해 위기를 벗어나려는 **권모술수에 능한 직원**

(5) 특별히 모난 점은 없으나 변화가 없고, 삶의 뚜렷한 목적의식 없이 현실에 안주하려는 **무능력한 직원**

한비자의 구슬에서와 같이 말만 번드르르하게 하는 구슬 같은 직원보다는 묵묵히 구슬 전체를 담고 있는 진중한 궤와 같은 직원을 현명하게 가려보자.

3. 저우언라이(1898~1976)

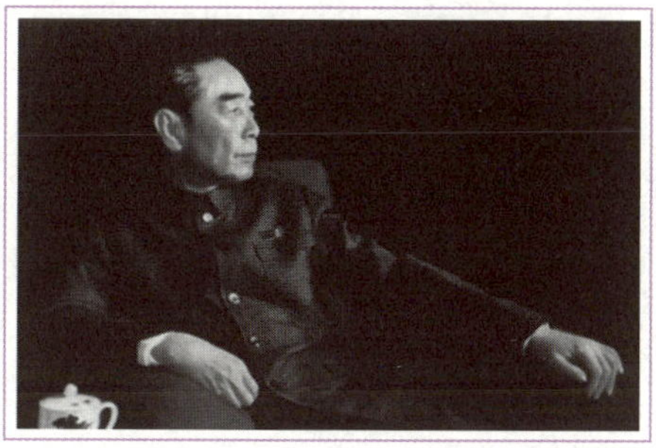

우리나라에서는 주로 주은래로 불리는 중화인민공화국의 정치가이자 혁명가인 사회주의 운동가이다.

저우언라이나 주은래보다는 일반인들에게는 모택동이 훨씬 더 친근하고, 대중적으로도 널리 알려졌다. 그 이유는 아마도 그가 평생을 2인자로 살았기 때문일 것이다.

역사가 1등만을 기억하듯 주은래는 모택동을 평생을 거쳐 보필할 정도로 충직했고, 최고 권력자 임에도 청렴했으며, 성실함과 친화력으로 중국 인민의 인망을 얻었다.

모택동이 정치와 군사를 주관한 했다면 주은래는 외교와 협상, 교육 문제를 분담하였다.

중국의 중화인민공화국이 설립될 즈음에는 장제스의 자본주의와 모택동의 사회주의가 대립하였고, 사실상 전세는 장제스가 이끄는 자본주의의 승리가 거의 눈앞에 가까워 보였다.

하지만, 주은래는 빈민층인 농민들을 앞세운 토지분배와 교육 전략을 모택동에게 천거하였고, 이에 모택동은 하층민을 기반으로 전세를 역전시키게 된다.

이에 장제스는 대만으로 쫓겨나게 되었고, 모택동에 의해 지금의 중화인민공화국이 수립되었다.

중국 정치의 심장부 북경, 그 중에서도 자금성은 규모나 역사면에서 세계의 이목을 압도한다. 그렇게 웅장한 자금성의 입구에는 지금도 여전히 모택동의 초상화가 걸려있다.

역대 인물들 중 중국 인민들이 가장 존경한다는 모택동. 하지만, 그의 뒤에는 묵묵히 주은래가 함께 하였고, 평생을 보필하였다.

주은래가 주로 외교적인 협상을 많이 담당하였으므로, 외국 사절단을 만날 일이 많았는데 주은래는 사절단을 만나기 전 반드시 국수 한 그릇을 먹었다고 한다.

너무 배가 고프면 눈앞의 음식을 먹느라 협상을 제대로 할 수 없고, 너무 배가 부르면 사절단과의 식사자리에서 자칫 결례를 범할 수도 있기 때문에 항상 사절단을 만나는 자리에서는 사전에 국수 한 그릇을 먹었다는 일화는 세심함이 강조된 일화로 너무나 유명하다.

이른바 중용과 절제가 몸에 밴 노련한 협상 전략가다.

많은 역사가들이 모택동의 중화인민공화국 창설에는 주은래가 있었기에 가능하다고 칭송한다. 하지만, 그런 유능한 참모를 자신의 휘하로 데리고 있으며, 그의 진면목을 알아보고, 그가 잘 할 수 있는 일을 시키며, 성장시키는 것은 분명 모택동의 뛰어난 리더십이다.

최근 유행처럼 미용실 오너들이 2, 3개의 다점포를 확장시키고 있다. 돈의 기반으로만 되는 것이 아니요. 분명 그 이면에는 기술적으로 오랫동안 함께 일했던 디자이너가 있다. 또한, 개인 컨설턴트를 고용하여 경영과 운영 전반에 대해 상의하는 모습들을 볼 수 있다.

오너가 기질적으로 타고나는 선천적인 사람이라면 참모 역시 기질적으로 앞에 나서지는 못하지만 든든히 뒤를 받쳐주는 태생적인 사람이다.

현대의 미용 경영은 이제 오너 개인의 기질을 넘어서 유능한 인재를 확보하고 길러내는가에 대한 인적 자원의 확보로 변화하고 있다.

살롱을 성장시키고 싶은가?

그렇다면 이제는 자신 주변의 인적 자원들을 세분화화여, 경영과 기술에 대해 구분하고, 그에 적합한 사람을 길러내고 성장시키면 된다.

그 전에 반드시 적재적소에 쓰임이 분명한 인재를 발굴하는 혜안을 길러야 할 것이다.

그 혜안에는 반드시 이성적이고 분석적인 전략보다는 유비의 제갈량을 향한 삼고초려가 바탕을 둔 끈끈한 인간미과 신뢰가 밑바탕이 되어야 할 것이다.

4. 하원미(32세)

2014년 내조의 여왕 타이틀은 만년 김남주에서 하원미로 바뀌었다.

내조의 여왕 하원미.

2014년 한국인 메이저리거 가운데 역대 최고 액수인 1억 3,000만 달러를 챙기며, 텍사스 레인저스로 이적한 추신수 선수의 아내이다.

추신수 선수 역시 지금의 자신을 있게 한 요인으로 아내 하원미 씨를 꼽는데 주저하지 않는다.

현재 둘은 아직까지 결혼식도 못 올린 상태이며, 추신수 선수가 연봉 1,000달러를 받으며 생활했던 마이너리그 시절부터 함께 했다.

첫째 아이를 낳던 때에는 아기 전용 침대를 구입할 돈이 없이 셋이서 한 침대를 쓰기도 했으며, 방 2개짜리 집에서 다른 선수 2명과 불편한(?) 동거를 했다고도 한다.

또한, 몸이 재산인 전문 프로야구 선수인 남편을 위해 스포츠 마사지 자격증 딸 만큼 육아와 남편 내조에 전면했다.

그 결과 추신수 선수는 야구에만 집중할 수 있었으며, 지금과 같은 놀라운 성과를 이뤄낼 수 있었다.

하원미씨의 추신수 선수의 아내로서가 아니라 참모로서 자질만을 놓고, 분석해 보자면 첫 번째로 그녀는 불확실한 미래의 가능성을 예측한 뛰어난 참모이다.

20대의 어린 나이에 미래가 불투명한 마이너리그 선수를 만난 그녀는 추신수 선수의 가능성을 가장 먼저 알아봐주고 믿어준 사람이다.

말도 통하지 않는 이국땅에서 그것도 군대도 갔다 오지 않은 무명의 야구 선수를 통속적인 개념에서의 계산법이 아니라 사랑의

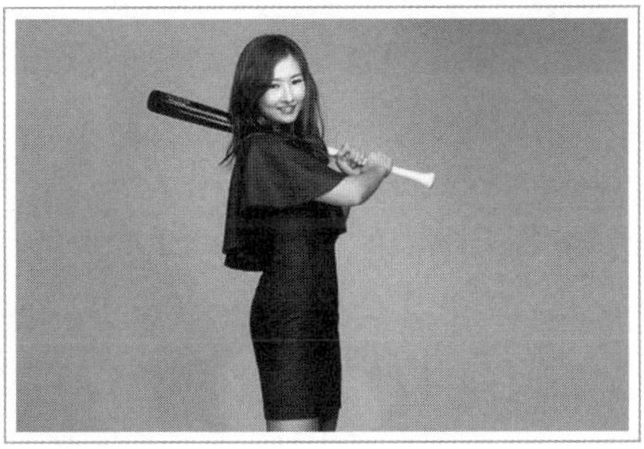

힘으로 극복할 수 있는 넓은 혜안을 가진 지혜로운 여자이다.

두 번째로 추신수 선수에게 더 큰 꿈을 꾸게 해 준 인내의 표상이다.

사실 추신수 선수에게는 텍사스 레인저스 말고도 뉴욕 양키즈에서 지금보다 훨씬 더 높은 연봉과 조건을 제시하였다.

야구의 객관적인 분석 또한 월드 시리즈의 우승 역시 텍사스 레인저스 보다는 뉴욕 양키즈가 확률이 높다.

하지만, 추신수 선수는 뉴욕의 도시적 특성이 가족 부양이나 양육에 문제가 많다고 판단하여 텍사스로 이적을 최종적으로 결정하였다고 한다.

추신수 선수에게 야구가 인생의 전부이듯 이제는 그를 든든히 받쳐주는 가족 역시 그의 인생 전체를 아우르는 커다란 꿈으로 존재하게 되었다.

아내 하원미씨를 만나기 전에는 생각지도 못했던 부분이 이제는 하원미씨를 통해 가족의 소중함을 알게 되었고, 그녀를 통해 더 큰 꿈인 기부의 미덕을 발휘하게 되었다.

이 글을 통해 추신수 선수의 능력을 절대 폄하할 생각은 없다. 추신수 선수의 능력이나 기록은 이미 세상에 다 알려질 대로 알려져 더 이상 얘기하는 것 자체가 난센스다.

하지만, 아내 하원미씨는 추신수 선수의 놀라운 기록과 이적을 통해 세상에 공개되었으며, 그녀의 빼어난 미모 또한 세간의 관심으로 급부상하기에 이르렀다.

여자, 아내, 어머니 하원미…….

그녀의 고유명사 앞에 이젠 또 하나의 수식어를 붙여주고 싶다.

당신은 뛰어난 리더를 만드는데 손색없는 훌륭한 참모라고…….

앞으로도 추신수 선수의 승승장구와 가족 모두의 건강과 행복을 기원합니다.

CHAPTER 10

이범식의 뷰.경.사(뷰티경영사관학교) 칼럼

1. 미용사의 모발 길이가 짧고, 칼라가 밝을수록 살롱의 매출이 올라간다.

바야흐로, 봄이다. 하지만, 아직 봄을 만끽하기에는 곳곳에 돌풍도 불고, 비도 자주 내리며, 체감 기온마저 떨어져 4월 미용실 매출은 저조하다.

미용사의 모발 길이와 살롱의 매출은 반비례하며, 컬러의 밝기와는 정비례하는 공식이 확산되고 있다.

최근 건국대학교 향장미용학과 경영 논문이 눈길을 끈다.

일주일간 고객 150명을 대상으로 A그룹(3명)은 3개월 미만의 스텝, B그룹(3명)은 3년차 스타일리스트를 대상으로 고객을 접객하게 하였다.

실험군은 A그룹에게는 가장 패셔너블한 복장과 메이크업, 헤어스타일을 완성하였고, B그룹에게는 흰색 운동화, 청바지, 아무 무늬가 없는 흰색 T-셔츠와 머리를 묶게 하였다.

과연? 고객은 어느 그룹에 상담을 많이 하였을까? 미용 기술이 없지만 스타일리쉬한 A그룹일까? 아니면, 미용 기술은 있지만, 평범한 스타일의 B그룹일까?

결과는 A그룹으로 고객 150명 전원이 상담을 의뢰했다는 것이다. 고객은 겉으로 보이는 이미지에 기술적 신뢰도를 높인다는 결론이다.

살롱의 매출을 높이고 싶은가? 아니 디자이너 본인이 높은 매출로 급여를 많이 받아가고 싶은가?

그렇다면 먼저, 본인의 스타일을 점검하라고 얘기하고 싶다. 고객은 당신의 스타일에 가장 높은 신뢰를 형성하며, 모발이 짧을수록 미용실 방문 주기가 짧아진다.

봄과 함께 OO 미용실을 방문해봤다. 디자이너에 비해 인턴들의 모발길이가 현저히 길었고, 칼라의 톤 또한 어두웠다. 심지어 취업 조건에 모발을 자르지 않는 조건부로 출근하기도 했다. 안타까운 현실이다.

고객에게 미용사는 고객의 모발을 손질하는 기술자이기에 앞서 스타일과 트렌드를 선도하는 뉴 트렌드 자체이다.

아직도 긴 생머리가 자신만의 스타일과 선호인 양 치부하면서, 고객이 오지 않는다고 불평한다면 오늘부터 미용사 본인이 트렌드세터가 되어 과감한 커트와 밝은 칼라로 고객을 맞이해 보자.

화사한 봄에 걸맞는 예약 고객으로 행복한 비명의 소리가 절로 들릴 것이다.

다음 방문에는 정말 달라진 스타일과 경쾌한 컬라의 미용인들을 많이 만나고픈 바램이다.

미용인 모두의 행복과 건승을 기원합니다.

2. '펭귄' 에필로그

남극의 신사 펭귄. 턱시도를 입은 양 아장아장 걷는 모습은 귀엽고, 사랑스러워 다양한 캐릭터와 애니메이션에 단골 주인공으로 등장한다. 하지만, 수많은 캐릭터 속에서도 머릿속에 그려지는 모습은 누구나 쉽게 상상하는 범위를 크게 벗어나지 않을 것이다.

퇴화된 검은 날개와 하얀 배 그리고 작은 키……. 워낙 모습이 흡사하여 같은 펭귄들끼리도 서로의 모습을 알아보는데 어려움을 겪는다고 한다.

하지만, 똑같은 모습의 고만고만한 펭귄들 틈바구니 속에서도 유독 눈에 띄는 펭귄이 있다. 바로 몸길이가 1m에 육박하는 '황제펭귄'이다.

흡사 저마다의 차별화를 주장하며, 자신만의 색깔들을 부각시키지만 정작 별반 다를 바 없는 대한민국 미용실의 현주소가 아닐까 생각한다.

이에 저자는 이름만 다를 뿐 별반 다를 바 없는 비슷한 콘셉트, 식상한 영업 방식, 고루한 마케팅을 구사하는 일반적인 사업과 기업 운영에 '펭귄'이란 별명을 부여하고 있다. 그러면서, 대기업의 틈바구니 속에서 살아남을 수 있는 중소기업과 자영업에서의 니치 전략을 소개한다.

먼저, 우리나라에서도 가장 먼저 프랜차이즈를 선언한 '롯데리아'와 같은 메머드급 패스트푸드 기업들과의 경쟁에서 후발 기업이 이길 유일한 방법은 가격을 더 낮추는 것뿐이라고 노골적으로 얘기하고 있다. 하지만, 가격을 낮추면 그만큼 수익은 줄어들고, 결국은 운영난에 자금난이 겹쳐 도산할 수밖에 없다.

타계 책으로 저자는 '구르메 기업'으로 탈바꿈하라고 권고한다.

'구르메 기업'이란 패스트푸드 기업의 반대편에 선 개념으로 미식가들이 찾는 고급 요리처럼 빅 아이디어를 잘 포장해서 한 차원 높은 수준으로 끌어올린 것을 말한다.

요즘과 같이 소비심리가 위축된 경기상황에서 중, 소 미용실이 살아남을 수 있는 해결책이 아닐까 생각한다. 불확실성의 경제 상황이 지속되는 불황에서 고객의 선택은 크게 두 가지로 양분될 수 된다.

바로, 가격 지향적 고객과 가치 지향적 고객이다.

가격 지향적 고객을 타겟팅 한다면 자금력이 적은 미용실은 저자가 말한바와 같이 생존할 수 없다. 하지만, 가치 지향적 고객을 타겟팅 할 경우 승산이 있다. 먼저, 무분별한 할인을 자제하고, 고객을 방문 시기와 객단가를 기준하여 잠재, 유망, 휴면, 우량, VVIP으로 나눈다.

그렇게 나눈 고객에게 각각 다른 인사멘트와 프로모션을 정하여 SMS발송하고, 추후 관리 한다. 그러면 하루에도 수십 건의 스팸 문자와 메일 속에서도 당신이 보낸 SMS는 고객의 머릿속에 오랫동안 기억될 것이다.

또한, 저자는 세 개의 상자 이론을 통하여 고객의 심리와 그에 적절한 Offer를 제공하라고 조언한다. 가치 지향적 고객에게 세 가지 선택권을 주면 대부분 고객들은 중간 옵션을 고르는데 판매하는 입장에서는 그것이 가장 인기 있는 옵션이라는 사실을 알리기 위한 표준형이라고 부르는 경우가 많다. 이 방법은 가치 고객들이 좀 더 비싼 패키지를 구입하도록 유도하는 동시에 자기에게 선택 권한이 있는 것 같은 느낌을 줄 수 있다.

예를 들면 단순히 고객의 모발 기장에 따른 옵션을 구사하기보다는 화학 시술 메뉴를 패키징하여 레귤러, 프리미엄, 프리스티지 세 가지 상품을 번들로 구성한 후 롤플레잉과 상담을 표준화한다. 그리고 두 번째 단계인 프리미엄 구성이 고객들이 가장 선호하는 실속형 구성이라고 덧붙인다. 이때 중요한 것이 바로 슬로건과 팁이다.

식상한 멘트와 진부한 슬로건은 고객의 구매욕을 자극하지 못하고, 고객의 지갑 또한 굳게 닫히게 한다는 것이 저자의 생각이다.

1987년 웬디라는 세탁과 다림질 서비스 여성 사업가는 고객 세탁에 관한 업무를 6단계로 정리하여 시스템화하였고, 재미있는 슬로건도 만들었다. 이른바 네이밍 전략…….

'즉석 다림질 시스템 : 당신의 바쁜 마음을 당장 다려 드립니다.'

특징을 잘 살린 경쟁력 있는 슬로건이다. 웬디는 이 이름과 슬로건을 20년 넘도록 일관성 있게 사용해 왔다. 모든 종류의 마케팅 캠페인에 똑같은 문구를 사용한 것이다.

이렇게 패키징함으로써 구멍가게에 머무를 뻔했던 웬디의 세탁소는 현재 2,000개가 넘는 우량 프랜차이즈로 성장한 결과를 낳았다. 이것이 '네이밍의 힘', 바로 '브랜드 파워'라고 저자는 말하고 있다.

누구나 똑같은 모습의 펭귄으로부터 벗어나려고 하지만, 사실상 쉽지 않다. 차가운 남극의 부빙에서 가장 먼저 뛰어내리는 펭귄이 되려면 먼저, 나 자신부터 객관적으로 점검하고, 무엇을 잘할 수 있는가와 없는 가를 냉철하게 분석해야 한다.

또한, 이를 토대로 고객이 원하는 것이 진정 무엇인가? 고객은 무엇 때문에 고통 받고 있는가? 를 정확히 인지하여야 한다. 그를 바탕으로 맞춤형 자신만의 빅 아이디어를 창출한다면 가장 먼저 차가운 부빙에서 탈출할 수 있을 것이다.

이 책을 덮을 무렵 세 가지에 사실에 놀랐다. 처음엔 자기 개발서와는 약간 동떨어진 제목에 놀랐고, 두 번째는 읽는 내내 막힘없이 쉽게 읽을 수 있음에 놀랐다. 마지막으로 단순 기획인이라도 용어 선택에 신중하려는 내 자신에 놀랐다. 나부터라도 수많은 뷰티 컨설턴트와는 다른 '황제 펭귄'이 되리라 다짐해 본다.

가슴이 당신에게 말할 때 그 때 일어나 가슴이 이끄는 길로 가라 그 때가 바로 그냥 그런 '펭귄'에서 독보적인 '황제 펭귄'으로 거듭날 때가 아닐까 생각한다.

세상의 모든 경영 미용실에서 배워라

CHAPTER 11

뷰.경.사 마케팅 신문고

뷰.경.사 까페에는 '마케팅 신문고'란 방이 있다. 생도들의 직접적인 마케팅 상담과 고민을 Q&A하는 방식으로 풀어 보았다.

직접적인 고민의 해결이 되었을지는 몰라도 많은 수의 또 다른 생도들이 댓글을 달아주고 있어서 함께 고민하면서 해결책을 모색해 보려는 의도이다.

그럼, 실제적인 마케팅 신문고에 대한 고민을 들어보기로 하자.

Q1. 어떻게 해야 좋은 가격에 피부 관리실을 매매할 수 있을까요?

안녕하세요? 교수님
뷰.경.사 신문고를 이용하게 되었네요. ㅎㅎ
다름이 아니라 제가 저희 고모와 함께 공동 대표로 피부 샵을 운영하고 있는데 이번 6월에 다른 사람에게 판매를 할 예정입니다.
그런데 저희 고모는 아주 싼 값에 넘기실려고해서 어떻게 하면 적정한 가격을 받는 게 해야 하는지 궁금합니다.
대략적으로 고모네 샵의 인테리어 및 기계구비, 샤워실, 히노키 욕조 등 등 준비하는데 거의 3억이란 돈이 들어갔습니다.
그런데, 지금 전전세로 그 안에서 실질적으로 운영하는 분들이 샵을 구매 하겠다고 하는데 권리금으로 500만원을 주겠다고 합니다.
오픈일도 2008년이고 아무리 샵의 비품 및 기계 등등을 감가상각 처리한다고 해도 이건 너무한 생각이 들어서요.
어떻게 말을 해서 좋은 가격에 팔수 있을지……. 궁금하네요.
그런데 이렇게 신문고에 올리는 게 맞는지도 궁금하네요. ㅎㅎ

✓ 피부 관리실을 좋은 가격에 매매하고 싶으시군요.

보통 기존 샵을 매매나 인수할 때에는 권리금이 붙게 마련입니다…….
권리금이란 우리나라에만 있는 비법적 권리에 대한 금액으로 법적인 절차는 없으며, 매장의 시설물 보다는 통상 매장의 고객수와 매출에 의해 좌우됩니다.
지금 같이 체감 경기가 좋지 않은 경제 상황 속에서는 권리금을 많이 받기가 어려운 실정입니다.
또한, 현재 전전세로 샵을 맡기고 있다고 보면, 협상의 키는 의뢰자님 측에서 쥐고 있는 것이 아니라, 매수자가 주도권을 쥐고 있을 거란 생각이 드네요.
매장의 매출, 고객 수는 얼마든지 속일 수 있을 테니까요.
다소 억울하다는 판단은 동감하며, 지금 500만원을 받고 매장을 넘긴다면 엄청난 손해를 볼 수밖에 없을 것 같습니다.
그래서, 전전세의 계약기간을 확인하고, 당분간 직접 운영하시는 편이 나을 듯 싶네요.
6개월이건 1년이건 어떻게든 샵을 살려놓고, 장사가 잘될 때 매각하는 것이 현명하리라 생각됩니다.

어느 정도 정상 궤도에 진입했을 때 매수자를 찾아보거나, 아님 전혀 상관없는 직종을 선택해도 그것보다는 많은 권리금을 받으리라 생각합니다.
샵의 위치, 규모, 층수 등을 보다 구체적으로 알면 좋은 상담이 될 듯합니다.
전전세의 세입자 입장에서는 보다 싸게 인수하려 할 것이고, 매각자의 입장에서는 조금이라도 더 많이 권리금을 받고 싶을 생각일 텐데 나름대로의 협상과 전략이 중요합니다.
협상의 법칙 중 제 1법칙은 조급한 사람과 정보가 부족한 사람은 무조건 질 수 밖에 없다는 것입니다.
귀찮다고 그냥 대충 방관해서 매매하기 보다는 보다 신중하게 기다리고, 직접 운영하라고 조심스럽게 권합니다.
여의치 않을 시에는 측근중의 다른 전전세 세입자를 찾는 것도 방법일 수 있습니다.
감사합니다.
좋은 하루 되세요.

Q2. 최근 증가하고 있는 빵집과 카페의 결합 왜? 그런 걸까요?

요즘 들어 사업적으로 사람들을 많이 만나게 됩니다.
그럴 때마다 거의 브랜드 커피 전문점을 자주 방문하게 됩니다. 아마도 커피의 맛 보다는 주요 역세권이나 핵심 거리에 위치하고 있어서 쉽게 찾을 수 있어서 그런 것 같습니다.
가끔은 커피 전문점에 사람이 많고 자리도 없으면 뚜레주르나 파리바게뜨의 카페도 이용하는데 어느 날부터인가 이상한 의문점이 생기기 시작했습니다.
의문점의 주요 내용은

1. 빵집에서 하는 카페의 위치
   뚜레주르 카페는 거의 1층에는 제과, 2층에는 카페를 있어서 정말 카페에 온 듯 한 느낌을 주고 조용한 반면, 파리바케뜨의 카페는 빵 판매의 옆에 카페를 만들어서 정말 시끌시끌하고 정말 우리 아빠 엄마의 세대의 빵집 소개팅처럼 빵만 먹어야 할 것 같다는 느낌이 듭니다.

2. 왜?? 서로 업체의 바로 대각선에 위치한 곳 가까이에 자리 잡은 걸까요??
   뚜레주르가 있는 곳의 대각선을 바라보면 거의 파리바게뜨가 많은 것을 보았습니다.
   왜? 그럴까요?? 흠…….
   이건 저 아시는 분이 파리크라상 본점에 다니시는 분도 답변을 안 해주어서... 정말 왕 궁금합니다. ㅎㅎ

교수님 이것도 마케팅 신문고에 올려도 될지 고민하다가 너무나 궁금해서 올립니다. 좋은 답변 부탁드립니다.^^*

✓ One stop service! 크로스 오버의 열풍으로 생각됩니다.

최근 경기 침체의 여파로 크로스 오버의 바람이 경제 전반에 불고 있습니다.
예를 들면, 캐나다에선 KFC와 Tacco Bell이 합작하였고, 스타벅스는 서점을 공동 운영하고 있습니다.
또한, 싱가폴 공항 내 커피 빈에서는 유명 선글라스 업체인 Ray Ban과 손잡고 공동으로 운영하고 있습니다.

이른바 One-stop 쇼핑을 원하는 고객의 니즈를 넓히기 위한 나름의 위기관리 프로그램이라 하겠습니다.
우리나라에서도 최근 도넛 전문 업체인 던킨 도넛에서 커피와 계절성 청량음료를 판매하여, 부가 수익을 올리고, 제과업계에서도 기존의 빵만으로는 고객의 니즈를 만족시킬 수 없다고 판단하여, 커피 전문점에 비해 가격을 낮춘 테이크아웃 전략을 병행합니다.
또한, 많은 사람들이 머무는 시간을 짧게 하기 위한 테이크아웃의 전략을 실행합니다. 따라서, 전문 커피 전문점에 비해 파리바게뜨나 뚜레주르의 고객 의자는 안락하게 설계 않고, 오히려 장시간 앉다보면 불편을 느낄 수 있습니다.
또한, 국내 굴지의 프랜차이즈에서는 유력한 상권이 매출과 성패를 좌우한다고 판단하여, 최상의 자리를 놓고 다툼을 벌이고 있습니다.
예를 들어 파리바게뜨, 뚜레주르, 베스킨라빈스, 던킨 도넛 등이 있는 곳은 최상의 A급 상권이라고 보시면 됩니다.
또한, 이들이 같이 몰려 있는 건 매스 시장의 점유율을 넓히려는 계획으로 미용업계에선 고급 미용실이 밀집된 청담동에는 객단가가 높은 거대한 고객의 움직임이 있고, 과거 잠실 쪽의 신천에서는 서로 5m가 멀다하고 미용실이 운집하였습니다.
고객에겐 '미용실 골목'이라는 가칭이 붙기도 했습니다.
같은 목적으로 같은 업종이 모인다면 명물로 자리매김 할 수 있는 이점이 있으며, 고객의 기억도 훨씬 쉬워진다는 것입니다. 결국은 매스 시장의 거대한 시너지를 창출 할 수 있다는 전략입니다.
앞으로도 궁금하신 사항은 아는 범위 내에서 아니 공부를 해서라도 답글 올리겠습니다.
사례별 사진은 생도 공지 자유 게시판에서 확인하시기 바랍니다.
감사합니다.
좋은 하루 되세요…….

Q3. 프랜차이즈 피부 관리실을 오픈하고 싶은데 현재 제가 희망하는 점포 주변의 상권이 어떤가요?

안녕하세요?
더위에 잘 지내지죠?
다름이 아니라 교수님의 조언이 필요해서 글을 올렸습니다.
제가 피부샵을 십 년째 운영하고 있습니다.
이젠 변화가 필요한 거 같아서요.
쉬어가는 나무 타이마사지라는 체인점을 해보고 싶은데요. 위치는 반포 상가구요. 보증금과 월세가 비싸지만 투자비용이 많이 들지않아서요.
위기가 기회라고 하는데 주위에선 말리는데 전 해보고 싶어서요.
짧고 강렬한 교수님의 한마디 부탁드립니다!
바쁘실 텐데 부탁드려 죄송합니다^*^

✓ 상권 정보가 궁금하시군요.

먼저, 상권에 대한 정보는 중소기업 통계청에서 제공하는 사이트에 가시면 반경 거리를 설정할 수 있고, 그 안에 거주하는 경쟁업소와 인구, 성별, 주거 현황 등을 자세히 무료로 열람하실 수 있습니다.
하지만, 신뢰도는 80%정도로 정확하지는 않습니다. 그걸 근거로 직접 오픈하시고자 하는 매장을 시간대별로 방문해보시고, 유동인구를 체크해보시면 효과적입니다.
아울러, 인근의 부동산을 방문하여 평수별 아파트 매매 가격과 전, 월세 가격의 추이를 파악한 후 가격 정책을 세워 보시는 게 좋을 것 같습니다.
또한, 체인점을 희망하신다면 해당 체인점 본사의 홈페이지를 방문해서 가맹점 현황과 고객의 소리를 직접 보시는 게 창업 전에는 반드시 필요합니다.
마지막으로 체인 본사의 홈 페이지를 열람하셨다면 두 세 곳의 가맹점을 직접 방문하여 점주와 체인 본사의 운영 상태를 직접 얘기해 보는 것이 현명합니다.
오픈과 창업 결혼과 같은 공식으로 접근하십시오.
"결혼 전에는 눈을 크게 뜨고, 결혼 후에는 눈을 작게 뜨거나 아예 감아라."
감사합니다.
좋은 하루 되세요.

이병식의 뷰티경영 사관학교 Total Beauty Management Solution

세상의 모든 경영 미용실에서 배워라

CHAPTER 12

과일로 알아보는 직원 성격 유형

1. 감

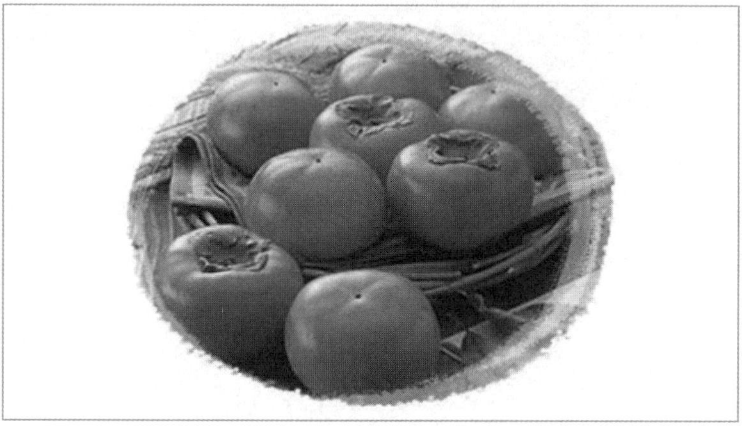

▷ 어른을 공경하고, 예의를 중시한다.

▷ 바르고 건실한 타입이며, 미래를 추구한다.

▷ 현실에 안주하지 않으며, 항상 발전을 기대하는 성격이다.

▷ 맏며느리로 알맞은 여성이다. ㅋㅋ……. 요즘 같은 시대에선 꼭 칭찬이라고만 할 수 없다.

▷ 낭비를 모르는 건실한 유형으로 놀랄 정도의 큰돈을 모을 자질을 갖고 있다.

2. 포도

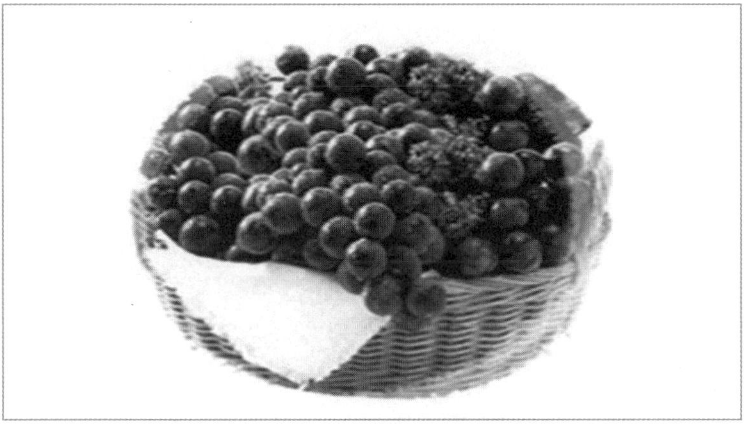

▷ 타인과 어울리기보다 혼자 지내는 것을 좋아하며, 외로움을 탄다.

▷ 미적 시적 감각이 풍부하여 개성적이다.

▷ 의외로 차가운 면을 지녀서 외면과 내면은 크게 차이가 나는 성격으로 신비로운 유형이다.

3. 사과

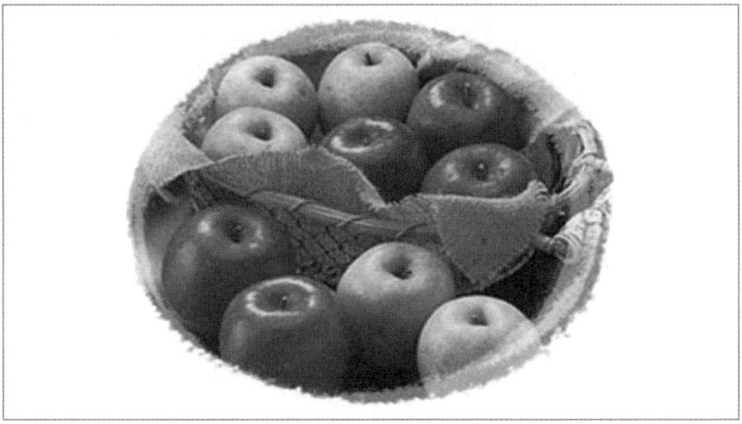

▷ 유난히 사과를 좋아하는 사람은 손익계산에 능하고, 성실한 사람으로 절대로 무리를 안 함.

▷ 예의나 매너에 세심해서 어긋나는 사람을 싫어한다.

▷ 붉은 사과를 좋아하는 사람은 열정적이고, 의지가 굳은 사람이며, 대인 관계에 세심한 신경을 쓰는 고지식한 사람이다.

▷ 사리분별이 밝아 실속을 추구하는 사람이다.

4. 배

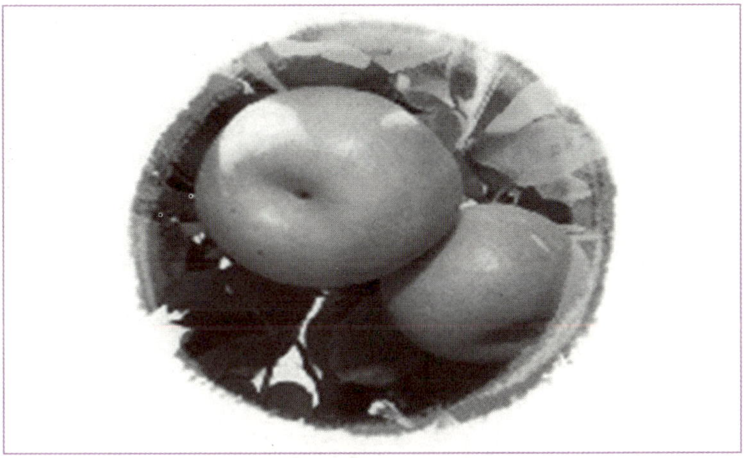

▷ 스스로 욕구를 조절할 줄 알며, 신중해서 화려한 삶보다는 건실한 인생을 택한다.

▷ 참을성이 있는 여성으로 남성들이 좋아하는 여성성을 가지고 있으며, 남성들이 항상 주위에 초만원을 이룬다.

5. 귤, 오렌지, 레몬

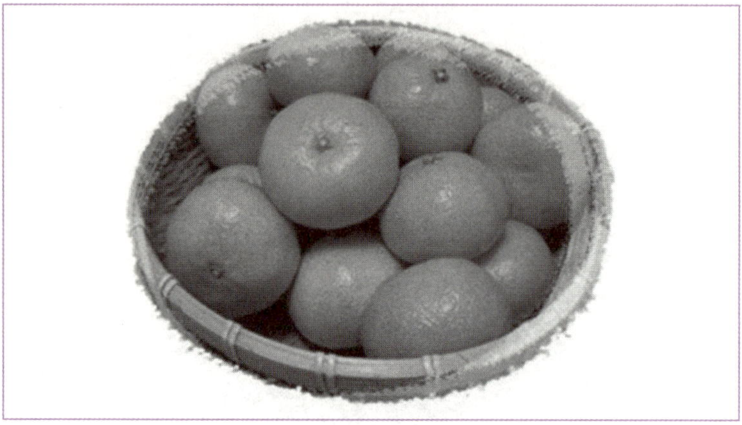

▷ 조용하고 온화한 성격으로 원만한 인간관계를 유지한다.

▷ 가정적이고 집안일에 충실하며 마음이 좋은 관계로 이따금씩 손해를 보는 경우도 있지만, 손해에 대해 낙담하거나 집착하지 않기 때문에 항상 많은 사람들과 친하게 지낼 수 있고, 미움을 받지 않는 성격이다.

▷ 똑똑하고 톡톡 쏘는 유머를 즐기며, 겸손하고 수줍음이 강하기도 해서 주위에 항상 남자가 끊이지 않는다.

6. 바나나

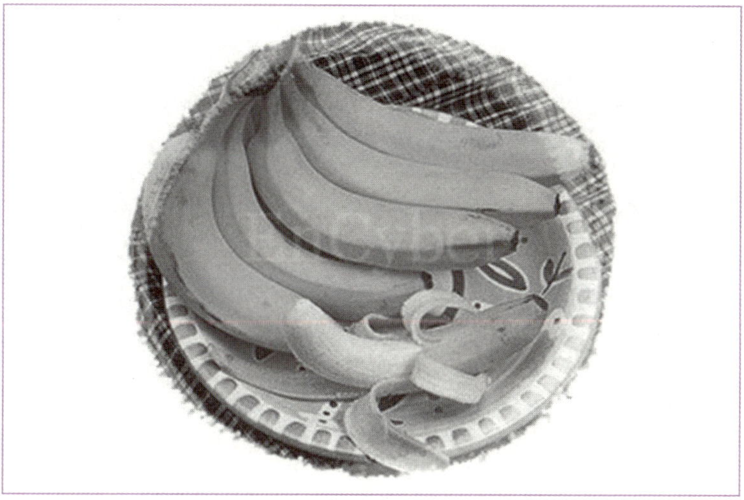

▷ 칼로리가 높은 과일인 바나나는 행동력이 왕성한 사람이 좋아한다.

▷ 때로는 제멋대로여서 남에게 폐를 끼치기도 한다.

▷ 사교성과 거친 면을 동시에 지녔다.

▷ 일이나 돈벌이에도 열성적이다.

7. 복숭아

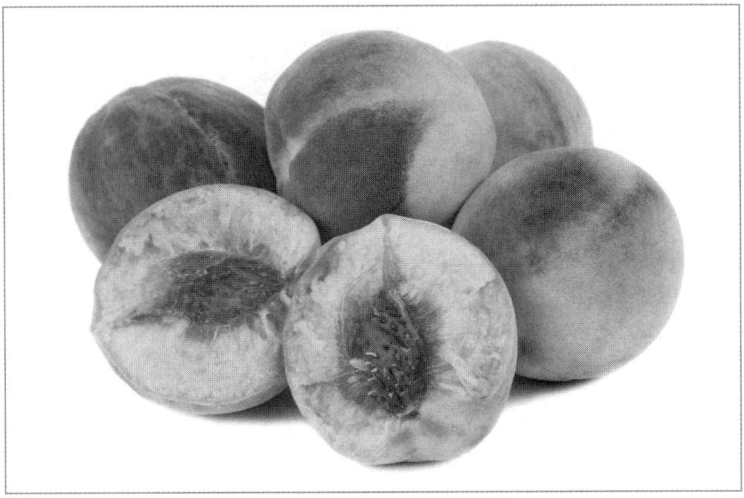

▷ 명랑하고 사교적인 사람이다.

▷ 마음이 너그럽고 활발하고 편안한 사람이다.

▷ 그러나, 끈기가 부족하고 마음을 쉽게 바꾸는 단점이 있지만, 쉽게 잊어버리고, 마음에 담지 않기에 호인이라는 말을 자주 듣는다.

8. 수박, 참외

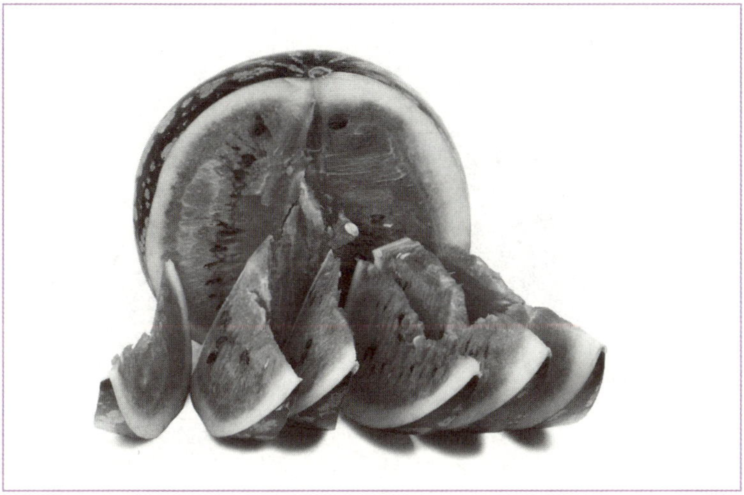

▷ 표면적으로는 상당히 소극적이며 얌전해 보이지만, 속으로는 엄청난 스케일의 야심과 꿈을 가지고 있는 장군감(?)이다.

▷ 남에게 의지하기 보다는 자신의 신념으로 스스로를 믿고, 완고한 성격의 성격의 여성이다.

9. 딸기, 앵두, 체리

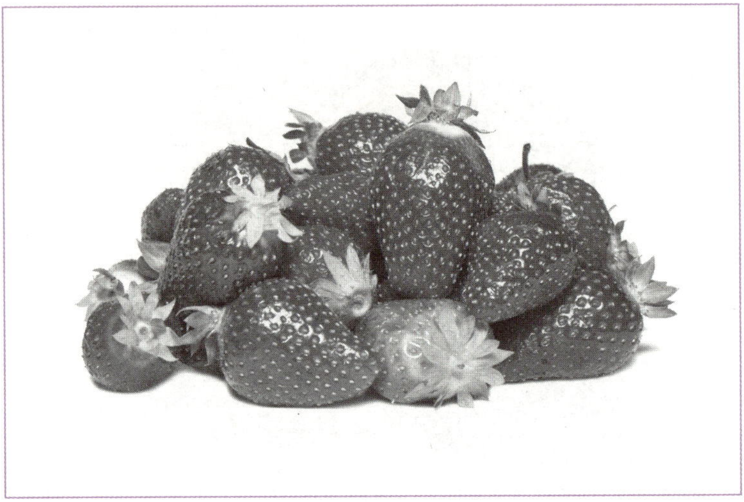

▷ 항상 아름다움을 동경하여 미의 추구를 위해서는 사치스러운 것은 아니지만 돈을 아끼지 않는다.

▷ 매우 여성적이고 매혹적이며 유혹적이다.

▷ 섹시 포즈시 자주 등장하는 과일로 앵두를 좋아하는 여성은 우아하고, 섹시하며 미적 감각이 뛰어나다.

▷ 반면, 실천력이 부족하며, 자기 과시욕이 많다.

10. 파인애플

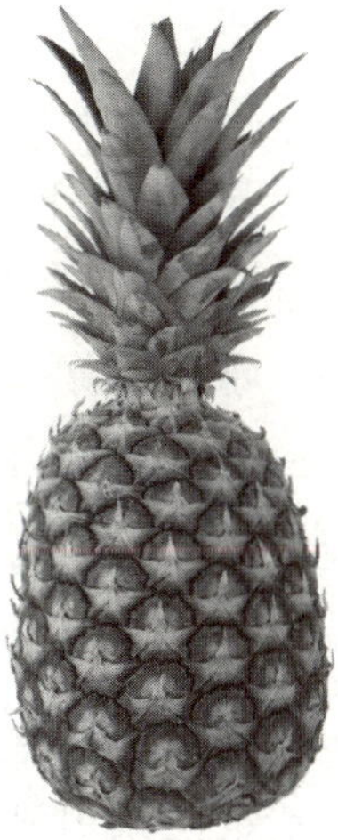

▷ 정열적인 사람이다.

▷ 스릴과 박력에 넘치는 자극적인 것을 좋아하고 대범하게 행동하기에 실수를 하거나 곤란에 처하는 경우가 자주 있지만, 성격이 활달하고, 적극적이어서 과감하게 일을 처리한다.

▷ 첫인상으로 사람을 평가하거나, 사람을 차별하는 경향이 있다.

과일 궁합

1. 오렌지 + 토마토 : 숙취 해소
   - ▷ 오렌지의 비타민 C는 피로 해소에 좋고, 토마토의 칼륨은 혈압을 안정시켜, 숙취 해소에 그만이다.
   - ▷ 오렌지는 아침에 먹는 것이 좋은데, 비타민 C가 체내 이물질을 배출시키기 때문이다.
   - ▷ 하지만, 빈속에 먹으면 속이 쓰릴 수 있으니 속쓰림을 완화시키는 토마토를 함께 섭취하는 것이 좋다.

2. 복숭아 + 파인애플 : 장 기능 활성화, 소화 촉진
   - ▷ 강한 향과 맛을 자랑하는 파인애플은 부드러운 과즙과 달콤한 향이 특징인 복숭아와 찰떡궁합이다.
   - ▷ 파인애플의 '브로멜린'은 단백질을 분해하는 효소로 체내의 소화를 돕는다.
   - ▷ 복숭아는 식물성 섬유질인 '펙틴'을 함유하고 있는데, 두 과일을 함께 섭취하면 장 기능이 활발해져 소화 기능이 배가된다.

3. 사과 + 키위 : 정장 효과
   - ▷ 사과와 키위는 '펙틴'성분이 다량 함유되어 있는 과일이다.
   - ▷ '펙틴'은 장 기능 활성을 도와줄 뿐만 아니라 장내 유익한 균의 번식을 돕는 역할도 하기 때문에 먹는 것만으로도 정장효과를 볼 수 있다.
   - ▷ 또, 식욕이 없을 때 사과와 키위를 함께 섭취하면 특유의 식감과 신맛이 식욕을 북돋워준다.

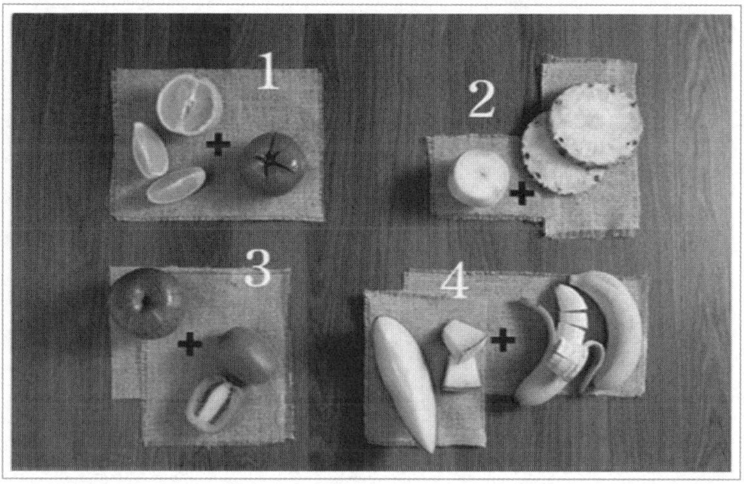

정장 효과

사람의 창자에 살고 있는 미생물 중 우리 몸에 이로운 균은 발육을 돕는 반면, 해를 끼치는 균의 생육을 억제하는 것을 말한다.
유해균이 만들어내는 독성물질들은 인체에 자가 중독을 일으키게 하여 건강을 해치게 되는데 건강장수를 위해서는 이와 같은 정장 작용이 중요하다. 유산균 음료와 유산균 제제가 이 작용을 하는 것으로 알려져 있다.

4. 멜론 + 바나나 : 혈압 안정

▷ 칼륨이 풍부한 멜론과 바나나는 혈압을 안정시키는 효과가 있어 혈압이 높은 고혈압 환자들에게 좋은 과일 궁합이다.

▷ 고혈압 환자는 소금(나트륨)과 지방을 적게 섭취해야 하는데, 멜론의 경우 체액의 염도를 줄여주는 역할을 한다.

▷ 바나나 역시 칼륨뿐만 아니라 혈압을 떨어뜨리는데 중요한 역할을 하는 무기질이 풍부하다.

세상의 모든 경영 미용실에서 배워라

CHAPTER 13

살롱 실패학

대부분의 자기 개발, 경영 컨설팅 강사들은 주로 성공학에 대해 강의 한다.

필자 또한 경영 공부를 하기 위해 많은 교육을 듣고, 보았지만 실패에 대해 강의를 하는 강사는 아직까지 한 번도 보지 못했다.

장기적인 경기 불황과 소비 심리 위축으로 요즘 "내 힘들다."라고 얘기하는 살롱 경영자들이 많다.

성공과 실패는 동전의 양면과 같아서 성공에 필요한 명언도 되고, 뒤집으며 실패에 대한 조언도 함께 될 수 있다.

마찬가지로 "내 힘들다."를 뒤집으면, "다들 힘내"가 된다. 이번 장에서는 실패의 조언을 통해 성공을 새롭게 하는 시간이 되었으면 한다.

1. 실패로 이끄는 뷰티 살롱 30가지 조언

① 기존 고객은 반드시 홀대하라.

② 재티케팅시 타이밍을 고려하지 마라.

③ 상담은 거짓되게, 고객의 성향에 상담의 리듬을 맞추지 마라.

④ 향기와 음악이 전혀 중요하지 않다.
– 고객의 정신 건강을 관리하지 말자.

⑤ 서비스는 항상 고객을 다시 안 볼 것처럼 유지하라.

⑥ 고객과의 깊은 유대 관계를 형성할 필요가 없다.

⑦ 직원의 스타일 변화는 중요하지 않다. 지금처럼 자제하라.

⑧ 살롱의 타겟 고객이 정해지면 그 타겟 고객을 중심으로 그 부류에 대한 관심을 끊어라.

⑨ 고객과 직원의 심리적인 안정은 중요하지 않다.

⑩ 자신을 전문가다운 이미지로 만들어 가지 마라.

⑪ 직원 개인감정의 컨트롤은 프로의 기본자세이므로, 마인드 컨트롤을 하지 마라.

⑫ 고객의 습관은 내가 만드는 것이 아니다.

⑬ 상담 후 티케팅 하지 않은 고객에게는 끝까지 최고의 서비스를 제공하지 마라.

⑭ 초심을 잊어라.
– 영원한 고객은 없다.

⑮ 추가 서비스는 재티케팅이 이루어지기 2~3회전에 확실히 하지 마라.

⑯ ②번과 같이 향기와 잔잔한 음악으로 고객의 구매 욕구를 증진시키지 마라.

⑰ 고객 타겟이 정해지면 그걸로 끝내라.

– 고객의 생각, 패션, 언어, 문화는 절대로 중요하지 않다.

⑱ 고객과의 코드가 안 맞으면 대화는 단절되므로 절대로 고객과의 코드는 절대 맞추지 마라.

⑲ 고객에게 정기적인 전화, 메일, 카드는 절대로 보내지 마라.

⑳ 상담은 거짓되게 ,고객의 성향에 맞게 리듬을 맞추지 마라.

– 보이스톤, 악센트, 스피드 또한 중요한 것이 아니다.

㉑ 고객에게 칭찬을 아껴라.

– 칭찬만으론 절대 고래를 춤추게 할 수 없다.

㉒ 부담스러운 티케팅은 상담을 끊기 위한 최적이다. 지금처럼 부담되게 고객을 끌어가라.

㉓ 고객과 나는 공동체라는 개념을 절대 공유하지 마라.

– 사람들은 모두 누군가의 단짝이 되거나 단골이 되고 싶어 하지 않는다.

㉔ 고객이 열정적으로 시스템에 임하는 것을 기다려라. 그리고, 그들에게 열정을 가르치지 마라.

㉕ 소독, 청결, 예절은 두말하면 잔소리하다. 신경 쓰지 않아도 된다.

㉖ 애써 기억하려 하지 마라.

– 사소한 것의 기억으로 고객에게 감동을 선사하지 마라.

㉗ 모든 영업장은 그 곳에서 일하는 사람들의 모습을 반영한다. 따라서, 활력이 넘치는 분위기는 절대로 필요 없다.

㉘ 소개 손님이 많아지고 있다면 절반은 성공이므로 나머지 반은 신경 쓰지 않아도 된다.

– 기존 고객이야말로 걸어 다니는 광고판라는 생각은 잊어라.

㉙ 매출을 발생 시키지 못한 고객에 대한 분석은 하지 마라.

– 한번 매출을 발생 시키지 못한 고객에게는 충실한 태도로 끝까지 최선의 서비스를 제공하지 마라.

㉚ DC와 공짜를 효율적으로 이용하지 마라. 어차피 객단가만 떨어질 뿐이다.

2. 실패하는 상담자가 되기 위한 10가지 지침

① 단정함과 품위를 지키고 내가 최고의 전문가라는 주문을 절대 걸지 마라.

② 나의 첫인상은 30초 이내에 결정되는 단 한 번의 기회이므로 30초 이후에 이미지 관리를 해도 늦지 않다.

③ 정중하고 절도 있게 고객을 맞이하지 마라.

④ 발음은 부정확하게 내용은 비논리적으로 진행하라.

⑤ 시간이 중요한 것이 아니므로 상담은 무조건 30분 이상을 넘겨라.

⑥ 고객은 비전문가이므로 고객의 말을 듣기 보다는 고객에게 집중적인 질문을 하라.

⑦ 척 보면 고객의 스타일을 알기 때문에 해결책은 되도록 고객을 보자마자 일찍 제시하라.

⑧ 내가 최고다. 누굴 벤치마킹한단 말인가?

⑨ 고객의 장점을 가식적으로 칭찬하고, 가식적인 미소를 잃지 마라.

⑩ 1분 넘게 말하고, 2분 넘게 얘기하며, 3번 이상 험담하라.

3. 전략 키워드 7가지 'ㄲ'으로 본 성공과 실패 비교

키워드	의미	성공자	실패자
꿈	목표	꿈을 꾸는 사람은 성공한다.	무조건 실패 하면 반드시 실패한다.
끼	재능	자신의 끼를 일찍 발견하는 사람은 성공한다.	자신의 끼만 믿는 사람은 반드시 실패한다.
꾀	기획	아이디어 하나만 있으면 성공한다.	아이디어만 있고, 실행 안하면 반드시 실패한다.
끈	인맥	인맥이 풍부한 사람은 성공한다.	인맥을 목표에 적용할 줄 모르면 반드시 실패한다.
깡	추진력	추진력이 뛰어난 사람은 성공한다.	전략, 준비 없이 깡만 있으면 반드시 실패한다.
꼴	이미지	이미지를 잘 가꾸는 사람은 성공한다.	이미지만 포장하려는 자는 반드시 실패한다.
꾼	프로	열정이 있으면 성공한다.	열정만 있고, 올바른 비전이 없다면 반드시 실패한다.

세상의 모든 경영 미용실에서 배워라

CHAPTER 14

대기업 사원에게 배우는 직장 내 Social Etiquette

1. 직장 생활 이렇게 생각하라.

① 직장을 절대로 "잠시 쉬었다 가는 곳" 으로 생각하지 말라.
② 직장은 가장 왕성하게 활동할 시절에 "돈을 받아가면서 무엇인가 배우는 수련의 장" 이다.
③ 하루 생활의 3분의 1을 보내는 "삶의 터전" 이다.
④ 언제나 노력의 대가는 헛되지 않다.

2. 성공을 위한 하루의 마음가짐

① 고맙습니다.
  - 감사의 마음
② 미안합니다.
  - 반성의 마음
③ 덕분입니다.
  - 겸허한 마음
④ 제가 하겠습니다.
  - 봉사의 마음
⑤ 네, 그렇습니다.
  - 긍정의 마음

3. 직장 안에서의 기본예절

(1) 출근

① 출근 시간 최소 10분전까지는 도착하여 간단한 청소, 정리정돈 및 하루의 일과 계획을 점검한다.

② 사무실에 들어서면 인사를 망설이지 말고 상사나 동료를 향해 "안녕하십니까?"라고 먼저 인사한다.

③ 아침에는 항상 활기찬 표정과 태도로서 명랑한 인사를 나눈다.

④ 윗사람이 들어서면 일어서서 인사를 한다.

⑤ 부득이한 사정으로 결근 또는 지각을 했을 경우에는 상사에게 솔직하게 사유를 보고한다.(슬그머니 자리에 앉는 것은 좋지 않다)

- 그러나 이때, 먼저 사과부터 해야지 이유나 변명부터 하는 것은 예의가 아니다.

(2) 근무

① 회사의 규정을 준수하며 단정하고 예의 바른 업무 태도를 갖는다.

② 개인적인 전화나 잡담을 삼가 한다.

③ 사적 방문객으로 회사의 업무에 지장을 가져와서는 안 된다.

④ 근무시간 중에는 업무와 관련이 없는 책을 읽는다든지 개인적인 일을 하지 않는다.

⑤ 점심시간은 정해진 시간 이상으로 보내지 않는다.

(3) 퇴근

① 작업 공간을 깨끗이 정돈한다.

② 퇴근 준비는 근무 시간이 끝난 다음에 하고, 시간이 채 되기 전에 슬그머니 정리하지 않도록 하며, 가능하면 하던 일을 끝내는 성의가 있어야 한다.

③ 퇴근 시간이 되면 업무를 마무리하고 내일 할 일을 간단하게 정리하고, 기록해 둔다.

④ 상사나 남아있는 분들께는 "먼저 퇴근하겠습니다. 먼저 나가겠습니다." 등 간단한 인사를 잊지 않도록 한다.

⑤ 전화 약속을 여러 곳에 해둔 채로 퇴근하는 일이 없도록 한다.

(4) 자리를 비울 때

① 공적이든 사적이든 외출할 때는 가능하면 미리 상사에게 말씀을 드린다.

② 자리를 비울 때는 옆 동료에게 외출의 목적과 행선지, 귀사 예정 시간을 분명히 알려주고 떠나야 한다.

4. 하급자에 대한 예절

① 상사는 스스로 모범이 되어 솔선수범해야 하며, 상사의 솔선수범은 부하 직원을 따르게 하는 통솔력이 된다는 것을 명심한다.

② 부하 직원에게 주위를 줄 경우 감정을 자제하고 냉정한 기분으로 말을 한다.

③ 부하 직원에게 주의를 줄 경우 고객이 없는 장소를 선택하여야 한다.

④ 다른 사람과 비교하는 일을 삼가 해야 한다.

⑤ 상사는 "수고했어.", "잘했어."등 칭찬과 격려를 아끼지 말아야 한다.

⑥ 자신이 저지른 과오를 부하 직원에게 전가 시키는 것은 금물이다.

⑦ 부하의 인격을 존중하며 사적인 심부름은 삼가 해야 한다.

⑧ 상사는 항상 부하직원이 최대한의 창의력을 발휘하여 일할 수 분위기 조성에 힘써야 한다.

5. 상급자에 대한 예절

① 상사로부터 업무지시를 받을 때에는 지시 사항을 명확히 파악하고 정확하게 처리한다.
② 상사가 부를 때에는 밝은 표정으로 대답한다.
③ 상사의 지시 사항이 장기적인 시간을 필요로 할 때는 중간보고를 한다.
④ 상사가 주의를 주는 것은 잘못이나 결점을 깨우쳐 주는 것이므로 감정적으로 받아들이지 않는다.
⑤ 상사와 대화할 때는 말끝을 흐리거나 반말인지 존댓말인지 구분이 가지 않는 말은 사용하지 않는다.
⑥ 상사의 명령 도중에는 말참견이나 말을 끊지 않고, 끝까지 듣는다.

6. 살롱 예절

① 서로를 존중하고 약속을 지킨다.
② 직원 간에 서로를 이해하는 기회를 많이 갖는다.
③ 맡은바 업무에 충실 한다.
④ 긍정적인 자세로 지시 받고, 기한과 수량 등을 꼭 확인한다.
⑤ 끝나면 바로 보고하고 경우에 따라 중간보고를 꼭 한다.
⑥ 바쁘고, 어려울수록 서로를 위로하고 격려한다.
⑦ 가까울수록 예의를 갖추고 언행에 서로 주의한다.
⑧ 내방객 앞에서는 직원 간에 상호 존대 표현을 한다.

7. 회식 및 술자리에서의 예절

① 경영 방침이나 특정 인물에 대하여 비판하지 않는다.
② 동료나 상사의 험담을 늘어놓지 않는다.
③ 과음하거나 자기의 지식을 장황하게 늘어놓지 않는다.
④ 술자리를 자기의 자랑이나 평상시 언동의 변명자리로 만들지 않는다.
⑤ 연장자나 상사로부터 술을 받을 때는 두 손으로 받으며 왼손을 가볍게 술잔에 댄다.
⑥ 술을 따를 때는 술병의 글자가 위로 가게 오른 손으로 잡고 왼손으로 받쳐 정중한 자세로 술을 따라 권한다.
⑦ 상사와 합석한 술자리는 근무의 연장이라 생각하고 예의 바른 행동을 보인다.
⑧ 술은 알맞게 마시고 강제로 남에게 권유하지 않는다.
⑨ 폭음을 삼가 다음날 업무에 지장을 초래하지 않는다.

8. 담배 예절

① 고객이나 상사가 주머니 이곳저곳을 찾고 있을 때는 여유를 주기위해 불을 붙여주는 것은 센스 있는 행동이다.
② 방문객을 맞이하였을 때에도 인사가 끝난 다음에 본론에 들어간 후 담배를 피우는 것이 예의 바른 것이다.
③ 요즘에는 금연하는 사람이 많으므로 양해를 구한 다음 피운다.
④ 담배를 권유 받았을 때에는 감사의 말을 한 다음에 피우거나 정중하게 사양한다.
⑤ 담뱃재와 꽁초는 반드시 재떨이에 버린다.
⑥ 개인의 건강과 고객을 위해 금연을 하는 것이 바람직하다.

반드시 금연해야 할 경우

1) 상대방이 식사를 끝내지 않았을 때
2) 걷고 있을 때
3) 상사가 지시하고 있을 때
4) 서류에 대해 설명할 때
5) 웃어른이나 고객 앞에서
6) 금연이 명시된 공공장소

9. 회의 및 회의실 예절

① 회의 목적을 이해한다.
  ⓐ 배포된 자료는 사전에 읽어보고, 숙지한다.
  ⓑ 의제에 대한 의견과 견해를 정리해 둔다.
② 회의 시간을 엄수한다.
  ⓐ 일시와 장소를 확인해 둔다.
  ⓑ 먼 거리는 교통편을 사전에 확인해 둔다.
③ 혼자서 너무 오랫동안 말하지 말고 여러 사람이 의사를 개진할 수 있도록 배려한다.
④ 남에게 불쾌감을 주는 태도나 발언은 금물이다.
⑤ 회의 규칙을 존중한다.
⑥ 발언 내용은 주제에서 벗어나지 않는 것이어야 한다.
⑦ 의제와 관계없는 사담은 피한다.
⑧ 남의 말을 가로막거나 중단시키는 행위는 삼가 한다.

10. 대화 예절

① 말은 침착하고 조용히, 간결하게 한다.
② 말하는 자세를 바르게 한다.
③ 말에는 적당한 유머가 필요하다.
④ 상대방의 눈을 바로 보고 말한다.
⑤ 혼자 아는 척 해서는 안 된다.
⑥ 남의 비밀이 되는 것, 싫어하는 것은 묻지 않는다.
⑦ 남의 말을 가로채서는 안 된다
⑧ 말을 하기보다는 듣기를 잘해야 한다.
⑨ 말은 풍부한 화제와 화술을 쓰되, 거짓이 되지 않게 하여야 한다.
⑩ 외국 말이나 어려운 말은 가급적 삼가는 것이 좋다.
⑪ 대화의 질은 서로 상대방의 이야기를 얼마나 잘 들어주는가에 달려있는데 설득력을 가지기 위해서는 무엇보다 상대방의 입장을 이해하고 공감할 수 있는 태도가 전제되어야 한다.
⑫ 인간관계를 좋게 유지하는 것을 목표로 한다.
⑬ 의사나 정보, 태도를 공유하는 것을 기대하여 한다.
⑭ 대화란? 말하는 자와 듣는 자가 서로 전달, 교환하는 과정이다.
⑮ 효과적인 화법은 명령형을 의뢰 형으로, 부정형을 긍정 형으로, 플러스 대화법으로 한다.

11. 전화 예절

① "안녕하십니까? 오늘도 좋은 하루입니다. OO부서 OOO입니다."

② 전화는 보이지 않는 회사의 얼굴이다.

③ 전화 받는 태도에 따라 회사와 본인에 대한 느낌이나 이미지에 커다란 영향을 줄 수 있다.

④ 좀 더 친절하고, 좀 더 명랑하게, 상대를 존중하는 마음으로 전화를 받아 본다면 즐거운 통화가 될 것이다.

⑤ 전화벨은 세 번 이상 울리기 전에 받는 것이 예의이다.

ⓐ 세 번 이상 벨 소리가 울린 후에 받을 때에는 "늦어서 죄송합니다." 하고 전화를 받는 것이 상대방에 대한 예의이다.

⑥ 전화 받는 사람의 목소리가 그 회사의 첫인상! 이미지를 좌우한다.

ⓐ 전화를 받을 때는 먼저 분명하고, 정확하게 자신을 밝혀야 한다. 항상 "정성을 다하겠습니다. OO부, OOO입니다."라고 말한다.

ⓑ 전화 통화 시에는 항상 존댓말을 쓴다.

⑦ 전화기 가까이에 항상 메모를 위해 펜과 종이를 준비한다.

⑧ 전화를 받을 사람이 자리에 없을 경우, 용건을 물어 요점과 전화가 걸려온 시간을 메모한다.

⑨ 전화를 끊을 때는 작별 인사를 잊지 말아야 한다.

⑩ 상대가 전화를 끊는 것을 확인하고 끊는다. 상대방보다 먼저 전화를 끊지 않는다.

⑪ 전화를 돌려주거나 다른 사람을 바꿔 줄 경우에는 온 후크 버튼을 눌러 불필요한 대화가 전화기를 통해 전달되지 않아야 한다.

12. 전화를 받을 때

① 전화를 받을 때는 왼손에 수화기를 들고 오른손으로 메모 준비를 한다.

② 벨이 두 번쯤 울릴 때 먼저 분명하고 정확하게 자신을 밝혀야 한다.

③ 항상 "감사합니다. ○○○부 ○○○입니다." 또는 "안녕하세요, ○○○부 ○○○입니다." 라고 말한다.

④ 정중하게 상대방을 확인한 후 간단명료하게 통화한다.

⑤ 전화를 바꾸어 줄 때에는 "○○○씨, ○○에서 온 전화입니다." 하고 조용히 바꾸어 준다.

⑥ 장시간 기다려야 할 경우에는 "죄송하지만 시간이 좀 걸릴 것 같으니 끊지 말고 기다려주십시오." 라고 친절히 말한 후 바꾸어 준다.

⑦ 용건을 마치면 간단한 인사를 하고, 상대가 전화를 끊는 것을 확인하고 끊는다.

⑧ 전화가 잘못 걸려 왔을 때는 불쾌하게 말하지 말고, "잘못 거셨습니다." 라고 하고 조용히 끊는다.

13. 전화를 걸 때

① 전화를 걸기 전에 통화할 내용을 간단히 메모한 후 통화한다.

② 상대방이 나오면 자신을 밝힌 후 “죄송하지만 ○○○부의 ○○○씨 부탁합니다.” 라고 통화할 사람을 부탁한다.

③ 통화할 상대가 부재중일 때는 언제쯤 통화가 가능한지를 정중히 확인하고, 다시 전화를 하겠다든지 또는 메모를 부탁한다.

④ 용건을 간단히 이야기 하고 끝나면 중요한 요점을 정리해서 반드시 확인한다.

⑤ 이야기의 내용에 맞게 어울리는 인사를 하고, 끊을 때는 원칙적으로 건 쪽에서 먼저 끊는다. 다만 상대방이 윗사람일 경우는 나중에 조용히 끊는다.

14. 바람직한 전화 예절

① 표정

- 밝고 명랑한 표정에서 친절하고 자상한 음성이 나온다.

② 자세

- 단정한 앉음새가 표준적인 자세이다.
- 몸을 꼬거나 불안정한 자세는 상대방에게 감지될 수 있다.

③ 용건

- 대화자료, 필기구를 미리 준비한다.

④ 음성

- 거친 음성이 나타나지 않도록 음성을 가다듬는다.

15. 직장 내 대인 관계 체크 리스트

① 항상 상대방의 의견을 겸허하게 듣고, 자기의 부족한 점을 반성 하는가?

② 주어진 직분을 잘 지키며, 있는 힘을 다해 회사 전체의 능률을 향상 시키도록 노력하고 있는가?

③ 상대방의 마음에 상처를 주지 않으며, 회사 전체의 분위기를 밝게 이끌기 위해 마음을 쓰고 있는가?

④ 정정당당한 경쟁을 통해 스스로의 능력을 발휘하며, 동료의 약점을 들추는 비겁한 행동은 하지 않는가?

⑤ 동료 누구에게나 똑같은 친절을 베풀고 있는가?

⑥ 언제나 동료들과 책임질 수 있는 교제를 하고 있는가?

16. 용모와 복장

- 용모나 옷차림은 개성을 표현하는 것 이상으로 중요하다.
- 그러나, 직장 생활에서는 주위나 상대를 고려해야 하며, 누구에게나 호감을 주는 용모나 옷차림이 되도록 신경을 써야한다.

(1) 두발

① 옆머리가 귀를 덮지 않도록 하고 뒷머리는 드레스 셔츠 깃에 닿지 않도록 한다.

② 어깨에 비듬이 떨어져 있는 경우가 없도록 항상 주의해야 한다.

③ 머리카락이 헝클어진 경우가 없도록 간이머리 빗을 휴대하여 출퇴근, 외출 시에 거울을 보고 정돈한다.

(2) 치아

① 이와 이 사이에 담배 니코틴이나 음식찌꺼기 같은 것이 끼어 상대방에게 불쾌감을 주는 일이 없도록 식사 후 반드시 양치나 입가심을 한다.

② 1년에 한번 이상 스케일링을 하는 것이 좋다.

③ 구취가 난다면 은단을 활용해도 좋다.

(3) 수염

① 매일 아침 깨끗이 면도를 한다.

② 회사 책상서랍 속에 간이 면도기를 비치하여 사용할 수 있도록 한다.

(4) 손톱

① 손톱은 자주 깎아 항상 짧고, 청결한 상태를 유지한다.
② 손톱을 자주 깎는 것은 본인의 부지런함을 표현하는 것이다.

(5) 기타

① 손을 자주 씻는다.
② 체질적으로 체취가 많이 나는 사람의 경우 샤워를 자주하고, 향수를 사용하여 체취(악취)가 나지 않도록 신경 쓴다.
③ 화장실에서 거울을 보면서 눈곱이 끼어있지나 않은지 살핀다.

상대방에게 혐오감을 주는 몸가짐

1) 충혈된 눈
2) 잠잔 흔적이 남은 머리
3) 덥수룩한 수염
4) 길게 자란 코털
5) 지저분한 손톱
6) 비뚤어진 넥타이

(6) 복장

① 복장은 정장 차림으로 하며 콤비 차림은 가급적 지양한다.
② 상의에 비듬이 떨어져 있지 않은지 주의한다.
③ 단추가 떨어져 있거나 얼룩져서 지저분하게 보이거나 구겨진 곳이 없도록 항상 깨끗하게 세탁하여 다려 입는다.
④ 무릎이 툭 튀어나온 바지를 입지 않는다.

⑤ 디자인이나 색상이 지나치게 화려하지 않은 옷을 입는다.
⑥ 바지 착용 시 허리띠를 반드시 착용한다.

(7) 드레스 셔츠

① 흰색 또는 옅은 색상에서 크게 벗어나지 않는 옷을 착용한다.
② 디자인이나 무늬가 지나치게 요란하고 특이한 옷은 지양한다.
③ 목 단추까지 다 끼워 착용한다.
④ 단추가 떨어졌거나 소매 끝이나 깃에 때가 안타도록 하고 다리미질이 잘된 상태로 착용한다.

(8) 허리띠

① 가급적 허리띠는 양복이나 구두의 색상을 동색 또는 어울리는 색상으로 맞추고 너무 요란한 버클을 달지 않도록 한다.

(9) 넥타이

① 얼룩지거나 구겨지지 않도록 한다.
② 넥타이 매듭이 중앙에 와 있도록 하고 느슨하게 풀어지지 않도록 꼭 조여 맨다.
③ 안쪽 넥타이의 길이가 바깥쪽 넥타이의 길이보다 길지 않으며 허리띠에 위치할 정도의 적당한 길이로 착용한다.
④ 양복 색과의 조화를 고려하고 지나치게 화려하지 않도록 한다.

(10) 구두

① 흙이 묻어 있거나 지저분하지 않도록 잘 닦아서 신는다.
② 뒤 굽이 많이 닳아버린 구두나 옆이 터져있는 구두를 신지 않는다.
③ 지나치게 특이한 색상과 모양의 구두를 신지 않는다.
④ 구두 뒤 구겨 신지 않습니다.

(11) 소지품

① 필기도구, 명함, 수첩, 빗, 지갑, 손수건, 신분증 등은 본인이 정한 위치에 항상 휴대하고 다닌다.
② 호주머니를 불룩하게 나오지 않도록 필요한 소지품만 소지한다.
③ 손수건을 매일 갈아 넣고 다닌다.

17. 손님 안내 및 접대 예절

- 표정은 첫인상을 결정짓는 요소로써 3초안에 80%가 결정된다.
- 회사를 찾은 손님 등을 맞이하는 사람은 회사를 대표하는 마음으로 성실하게 맞이하고 표정은 밝고, 미소로써 맞이한다.

(1) 안내 예절

① 복도에서의 예절

- 방문객을 안내할 때는 방문객보다 두어 걸음 앞서서 인도한다.
- 가끔 뒤 돌아 보면서 방문객의 발걸음과 맞추어 떨어지지 않도록 주의를 기울인다.
- 방향을 가리킬 때는 다섯 손가락을 가볍게 모아 손바닥 전체를 비스듬히 위로 안내한다.

② 계단에서의 예절

- 계단을 오르내릴 때는 뛰지 않으며, 올라갈 때는 남성이 먼저, 내려갈 때는 여성이 먼저 내려간다.
- 손님을 안내하여 계단을 오를 때에는 손님의 왼쪽 서너 계단 앞에서 오른다.
- 상사(손님)와 계단을 오를 때는 상사(손님) 먼저, 내려올 때는 아랫사람(안내)이 먼저 내려간다.

③ 엘리베이터에서의 예절

- 탑승 전 행선 층을 알려 준다.
- 안내자(하급자)가 먼저 탄다.(승무원이 있는 경우 방문객이 먼저 탄다.)
- 내릴 때는 방문객(상사)이 먼저 내린다.(승무원이 있는 경우에는 안내자가 먼저 내린다.)

④ 응접실에서의 예절

ⓐ 문을 열고 닫는 매너

- 당기는 문일 경우 : 방문객이 먼저 한다.
- 미는 문일 경우 : 안내자가 먼저 한다.

ⓑ 자리를 권하는 예절

- 입구에서 가장 먼 쪽이 상석, 책상에서 멀리 떨어진 자리가 상석이다.
- 창문이 있는 경우 경치가 좋은 곳(바라보기 좋은 곳)이 상석이다.
- 긴 의자는 손님용, 팔걸이의자는 직원용이다.
- 자리를 권하지 않는 한 안내자는 말석에 앉는다.
- 가방은 옆에 두고 서류는 테이블 위에 둔다.

(2) 접대 예절

① 차를 내는 방법

- 적당한 시간에 차를 낸다. (안내자가 차의 종류를 말할 경우 바로 준비해서 차를 낸다.)
- 노크는 가볍게 두 번으로 한다.
- 쟁반을 가슴 높이로 하여 인사를 드린다.
- 보조 테이블에 쟁반을 내려놓는다. (단, 손님 가까이 쟁반을 내려놓는다.)
- 쟁반의 가까운 쪽부터 차를 낸다. (단, 손님 (방문객) → 상급자 순으로 차를 낸다.)
- 차를 낸 다음 쟁반의 표면이 몸 쪽을 향하도록 쥔 다음에 인사를 한다.
- 뒤로 물러서듯 조용히 나오며, 문 앞에서 다시 한 번 인사를 한다.

세상의 모든 경영 미용실에서 배워라

부록

1. 옥외 가격 표시 참고 사항
2. 통상 임금에 관한 대법원 전원 합의체 판결 선고

1. 옥외 가격 표시 참고 사항

(1) 관련 근거

공중위생관리법 제 4조 및 같은 법 시행 규칙 제 7조(별표4)의 규정에 의하여 공중위생영업자 중 이, 미용업자는 옥외에 가격을 표시하여야 한다.

(2) 가이드라인 개요

① 개인 서비스 업자가 옥외에 최종 지불 가격을 표시하여 소비자가 이, 미용 서비스를 선택하기 이전에 기본적으로 가격 정보를 제공받을 수 있도록 한다.

② 아울러, 이, 미용업자가 옥외에 가격을 표시하여 소비자 선택권을 보호하고, 물가 안정을 꾀하는데 기여한다. 이로 인하여 시장 거래 질서를 확립하고, 공정한 거래와 소비자 선택권 보호를 도모함을 목적으로 한다.

(3) 가이드라인

1) 용어의 정의는 다음과 같다.

① '옥외'라 함은 제품 및 서비스를 제공받을 수 있는 업소의 내부 공간에 입장하기 전, 외부에서 육안으로 확인할 수 있는 업소와 관계된 공간적 범위를 의미한다.

② '가격'이라 함은 소비자가 해당 제품 및 서비스를 제공받기 위해 지불해야 하는 최종 가격으로 부가 가치세, 봉사료, 필수 부대 비용 등을 포함한 실제 지불 가격을 의미한다.

2) 옥외 가격 표시의 위치는 다음과 같이 한다.
옥외 가격 표시는 업소 밖의 주출입구 및 주출입문 주변의 외벽면, 창문 등 또는 주출 입문으로 이동하는 경로 상에서 쉽게 식별할 수 있는 위치에 게시한다.

① 기본적으로 소비자가 보기 쉬운 업소의 주출입문 주변에 표시한다.
② 도로변에 접해있는 복합 건물 1층의 외부 업소는 창문 또는 출입문 주변에 표시할 수 있다.
③ 복합 건물의 2, 3층에 위치한 업소는 업소 출입문 주변, 창문에 표시할 수 있다.
④ 복합 건물의 3층 이상의 고층, 또는 지하층, 대형 건물의 옥내에 위치한 업소의 경우는 개별 업소로 이동하는 경로 상에서 소비자가 쉽게 식별할 수 있는 위치(예 : 1층 로비, 1층 엘리베이터 입구, 이동 경로 상 벽면 등)에 표시가 가능하다.

3) 옥외 가격 표시의 디자인, 규격은 명시된 기준으로 한다.
① 옥외 가격 표시 규격은 소비자들이 외부에서 쉽게 확인할 수 있도록 하되, 「옥외광고물 등 관리법」에 위반되지 않는 범위 내에서 최종 지불 요금표를 게시하여야 한다.
ⓐ 창문, 출입문 유리에 옥외 광고물 표시(동법 시행령 제20조에 의해 시, 도 조례 규정)
- 창문 또는 출입문 면적의 1/40이내, 표시면적 0.4㎡(60cm×60cm) 이내

- 서울시(한 폭이 20cm 이내)와 같이 예외 사례가 있을 수 있으므로 관할 지역의 '옥외 광고물 등 관리에 관한 조례'를 참고할 것

ⓑ 이동식 간판(배너 또는 입간판)으로 표시(동법 시행령 제 12조 제 7항)

- 이동이 가능한 방법의 광고물(입간판)은 설치 불가

ⓒ 건물을 이용하는 벽면 이용 광고물의 표시 방법(동법 시행령 제 13조 및 시도 조례 규정)

- 표시 면적은 간판 각 면의 4분의 1 이내로 표시 등

② 소비자들이 외부에서 쉽게 인식할 수 있는 글자 크기 및 색상을 사용한다.

4) 업종별 표시 방법은 다음과 같이 한다.

① 미용업(일반)

ⓐ 커트, 펌 등 대표적인 품목을 중심으로 5개 이상 표시한다.

ⓑ 서비스 제공자에 따라 가격 차이, 모발 길이, 사용 제품의 따라 가격 차이, 부가 서비스 적용 여부에 따른 차이 등을 가격 정보에 표시한다.

ⓒ 목욕업, 숙박업 내 입점한 미용업(일반)은 목욕, 숙박의 이용 요금과 별도로 가격을 안내하여야 한다.

ⓓ 제공하는 서비스가 결합(네일/메이크업 등 시술)일 경우는 대표적인 품목을 표시한다.

② 미용업(피부)

ⓐ 고객이 선호하는 대표적인 품목을 중심으로 5개 이상 표시한다.

ⓑ 서비스 제공자에 따라 가격 차이, 피부 상태, 사용 제품의 따라 가격 차이, 부가 서비스 적용 여부에 따른 차이 등을 가격 정보에 표시한다.

ⓒ 목욕업, 숙박업 내 입점한 미용업(피부)은 목욕, 숙박의 이용 요금과 별도로 가격을 안내하여야 한다.

③ 미용업(종합)

미용업(일반)과 미용업(피부)의 표시 방법을 준수하되, 대표적인 품목을 5개 이상 표시한다.

(4) 유의 사항

① 옥외 가격 표시가 해당 건물, 인공 구조물 및 다른 게시판과 조화를 이루어 미관을 저해하지 않아야 한다.

② 옥외 가격 표시가 소비자의 통행에 방해가 되어서는 안 된다.

③ 옥외 가격 표시는 가격을 비롯하여 제공된 정보가 변경되었을 경우, 이를 수정해야 한다.

④ 기존 메뉴판을 활용하여 외부에 게시할 수 있다.

⑤ 내부에서 창문 또는 출입문에 요금표를 게시 또는 부착하여 외부에서 확인이 가능한 경우, 옥외에 가격을 표시한 것으로 인정된다.

2. 통상 임금에 관한 대법원 전원 합의체 판결 선고

제 1판결 : 대법원 2013. 12. 18 선고 2012다 89399 전원 합의체 판결
제 2판결 : 대법원 2013. 12. 18 선고 2012다 94943 전원 합의체 판결

「정기 상여금이 통상 임금에 해당함을 명확히 인정하고 그 외에 어떠한 임금이 통상 임금에 포함 되는지 여부에 관한 판단 기준을 제시하면서 다만, 정기 상여금을 포함한 통상 임금에 기초한 추가 임금 청구가 신의 성실의 원칙에 위반될 수 있다는 점을 밝힘」

(1) 주요 판시 내용

1) 어떠한 임금이 통상 임금에 속하는지 여부는 그 임금이 소정 근로의 대가로 근로자에게 지급되는 금품으로서 정기적, 일률적, 고정적으로 지급 되는 것인지를 기준으로 그 객관적인 성실에 따라 판단하여야 하고, 임금의 명칭이나 그 지급 주기의 장단 등 형식적 기준에 의해 정할 것이 아닌바, 일정한 대상 기간에 제공되는 근로에 대응하여 1개월을 초과하는 일정기간마다 지급되는 정기 상여금은 통상 임금에 해당하나(제 1판결), 근로자가 소정 근로를 했는지 여부와는 관계없이 지급일 기타 특정 시점에 재직 중인 근로자에게만 지급하기로 정해져 있는 임금은/소정 근로 '에 대한 대가의 성질을 가지는 것이라고 보기 어려울 뿐 아니라 근로자가 임의의 날에 연장, 야간, 휴일 근로를 제공하는 시점에서 재직 중이라는 그 지급 조건이 성취될 지 여부가 불확실하므로 고정 성도 결여한 것으로 보아야 하므로, 통상 임금에 해당하지 아니함(제 1,2판결)

2) 법률상 통상 임금에 해당하는 정기 상여금 등을 통상 임금 산정에서 제외하기로 하는 노사 합의는 근로기준법에 위반되므로 무효임을 확인 함.
다만, '정기 상여금'에 있어서 노사가 통상 임금에 해당하지 않는다고 신뢰하여 이를 통상 임금 산정에서 제외하기로 합의하고, 이를 토대로 임금 총액 및 다른 근로 조건을 정한 경우에,
① 기업의 한정된 수익 범위 내에서 세부 항목별이 아닌 총액을 기준으로 임금 등을 정하는 것이 일반적이므로 노사는 정기 상여금이 통상 임금에 포함됨을 알았다면 다른 조건을 변경하여 합의된 종전 총개와 차이가 없도록 조정하였을 것이고,
② 정기 상여금이 통상 임금 산정에서 제외된 부분만을 무효로 주장하며 근로자가 추가 임금을 청구할 수 있다면 노사 합의에 따른 임금은 모두 지급받으면서 그 합의된 조건이 무효라며 기업의 한정된 수익을 넘는 추가 임금을 지급받게 되는 결과가 되므로 근로자의 추가 임금 청구로 인해 예상외의 과도한 재정적 부담을 안게 된 기업에게 중대한 경영상 어려움이 초래되는 것은 정의와 형평 관념에 비추어 용인될 수 없는바 이러한 경우에 한해서는 근로자의 추가 임금 청구가 신의성실의 원칙에 위반되어 허용될 수 없음(제 1판결)

3) 제 1판결 사건의 원심은 신의칙 위반 여부에 대한 심리가 미진하여 파기 환송, 제 2판결 사건의 원심은 특정 시점에 재직

중인 근로자에게만 지급되는 것으로 볼 여지가 있는 각종 금품의 통상 임금 해당 여부에 대한 심리가 미진하다는 등의 이유로 파기 환송

(2) 이번 판결의 의미

1) 판결의 취지

① 대법원은 이번 전원 합의체 판결로 그간 사회적으로 많은 논란과 혼선이 있었던 통상 임금의 개념과 요건에 관하여 구체적이고 명확한 법적 기준을 제시함으로써 근로 현장에서 통상 임금 산정과 관련된 분쟁의 소지를 없애고자 하였음

② 정기 상여금이 통상 임금에 해당한다는 점 및 소정 근로 제공과 관계없이 지급일 기타 특정 시점에 재직 중인 근로자에게만 지급하기로 정해져 있는 임금은 통상 임금이 아니라는 점을 명확히 하였음

③ 나아가 노사 합의로 법률상 통상 임금에 해당하는 정기 상여금 등을 통상 임금 산정에서 제외하기로 합의하였더라도 이는 근로 기준법에 위반되어 무효임을 법리적으로 확인하고 선언하였음

④ 한편, '정기 상여금'의 경우에는 그와 같은 노사합의가 무효임이 명백히 선언되기 전에 정기 상여금을 통상 임금에서 제외하기로 노사가 합의한 사업장에서 근로자가 그 합의의 무효를 주장하며 추가 임금을 청구하는 것이 신의성실의 원칙상 허용되지 않을 수 있고, 그에 해당하기 위한 요건을

명확히 제시하였음(이 판결의 사안은 그에 해당하는지 예부에 대한 심리가 미진하여 원심을 파기하고 환송하였음)

⑤ 「결론에 이르기까지의 심리 과정」대법원은 사회적인 논란과 분쟁이 적법한 절차에 따라 사법적으로 원만히 해결될 수 있어야 한다는 실질적 법치주의 실현의 헌법적 책무를 다하기 위하여 공개 변론 등을 통해 문제로 제기된 많은 쟁점과 고려 요소들에 대하여 당사자와 전문가들의 변론을 경청하였고, 장시간에 걸친 진지한 심리와 토론을 거쳐 위와 같은 결론을 내렸음

⑥ 이 대법원 판결이 제시하고 있는 여러 원칙과 기준에 따라 통상 임금과 관련되어 제기되고 있는 여러 법적인 문제들이 원만히 해결될 수 있을 것으로 기대됨

2) 이 판결에 따른 주요 법률관계

① 근로자는 이 판결이 제시한 기준에 따라 법률상 통상 임금에 해당하는 임금을 통상 임금 산정에 포함하여 다시 계산한 추가 임금을 청구할 수 있음

② '노사합의'로 법률상 통상 임금에 해당하는 임금을 통상 임금에서 제외시킨 경우에도 그러한 노사합의는 무효이므로 추가 임금을 청구할 수 있는 것이 원칙이나 정기 상여금에 기한 추가 임금 청구는 다음과 같이 신의칙에 의해 제한될 수 있음

③ (신의칙상 추가 임금 청구가 허용되지 않는 경우 : 신의칙 적용 요건)

ⓐ 정기 상여금의 경우에

ⓑ 이 판결로 정기 상여금을 통상 임금에서 제외하는 노사 합의가 무효임이 명백하게 선언되기 이전에 노사가 정기 상여금이 통상 임금에 해당하지 않는다고 신뢰한 상태에서 이를 통상 임금에서 제외하는 합의를 하고 이를 토대로 임금 등을 정하였는데 근로자가 그 합의의 무효를 주장하며 추가 임금을 청구할 경우 예측하지 못한 새로운 재정적 부담을 떠안게 될

ⓒ 기업에게 중대한 경영상 어려움을 초래하거나 기업의 존립 자체가 위태롭게 된다는 사정이 인정된다면 추가 임금의 청구는 신의칙에 반하여 허용되지 아니함

- 정기 상여금에 한정된 문제임(그 밖의 임금은 신의칙 적용 여지없음)
- 통상 임금 제외 합의가 없거나 합의를 하였더라도 위와 같은 사정들이 인정되지 않는다면 신의칙 적용되지 않으므로 추가 임금을 청구할 수 있음

(3) 반대 의견과 별개 의견, 보충 의견(2012다 89399 사건)

1) 반대 의견 : 대법관 이인복, 이상훈, 김신

① 신의칙 적용에 관한 반대 의견임

② 법률상 통상 임금에 해당하는 정기 상여금 등을 통상 임금 산정에서 제외하기로 하는 노사합의가 강행 규정인 근로 기준법에 위반되어 무효임에도 불구하고 다수 의견은 신의칙을 근거로 그 무효 주장을 제한할 수 있다고 하지

만 이는 강행 규정의 입법 취지를 몰각시키는 결과이므로 부당하고, 신의칙을 적용하기 위한 일반적인 요건을 갖추기 못한 경우일 뿐만 아니라 다수 의견이 제시한 신의칙 위반의 근거나 기준에 합리성이 없기 때문에 신의칙 적용에 찬성할 수 없음(상고 기각 의견)

2) 별개 의견 : 대법관 김창석
상여금이나 1개월이 넘는 기간 마다 지급되는 수당은 정기적, 일률적, 고정적으로 지급되는 것이라도 통상 임금에 포함될 수 없으므로 다수 의견 및 반대 의견을 받아들일 수 없다는 취지의 별개 의견을 제시함(원심 파기 의견)

3) 보충 의견 : 대법관 김용덕, 고영한, 김소영
노사가 임금 협약 당시에 미처 예상하지 못했던 사정으로 인해 공동의 이익을 추구해 온 노사 간의 상호 신뢰가 깨지고 쌍방이 의도한 것과 현저히 다른 결과가 발생하게 된다면 신의칙을 적용하여 이를 형평에 맞게 조정할 수 있는 것이고, 이것이 신의칙이 수행하는 기능 중의 하나이므로 신의칙 적용에 관한 다수 의견은 충분히 근거가 있고, 합리적인 견해라는 취지의 보충 의견

– 대법원 2012다 89399 임금사건, 2012다 94643 임금 사건
전원 합의체 판결의 요지

(4) 각 사건의 사실 관계 및 주요 쟁점

1) 제 1 판결 사건

① 주요 사실 관계

ⓐ 피고 회사는 상여금 지급 규칙에 따라 이 사건 상여금을 짝수 달에 지급하되, 근속 기간이 2개월을 초과한 근로자에게는 전액을, 근속 기간이 2개월을 초과하지 않는 신규 입사자나 2개월 이상 장기 휴직 후 복직한 자, 휴직자에 대하여서는 상여금 지급 대상 기간 중 해당 구간에 따라 미리 정해 놓은 비율을 적용하여 산정한 금액을 각 지급 하였으며, 상여금 지급 대상 기간 중에 퇴직한 근로자에 대해서는 근무일수에 따라 일할 계산하여 지급하였음

ⓑ 피고와 노동조합은 2008. 10. 8 체결한 단체 협약에서 통상 임금에 산입 될 임금의 범위를 정하면서, 이 사건 상여금이 근로 소정의 통상 임금에 해당하지 않는다는 전제하에 이 사건 상여금을 통상 임금 산입에서 제외하였음

② 이 사건의 쟁점

ⓐ 피고 회사의 이 사건 상여금이 통상 임금에 해당하는지 여부

ⓑ 노사가 이 사건 상여금을 통상 임금 산정에서 제외하기로 합의하였음에도 근로자인 원고가 그 합의의 무효를 주장하며 추가임금을 청구하는 것이 신의칙에 반하는지 여부

③ 원심의 판단(대전 지방 법원 2012. 8. 22 선고 2012나 4372 판결)

ⓐ 이 사건 상여금은 통상 임금에 해당하고, 근로자가 이에 기초하여 추가 임금을 청구하는 것이 신의칙에 위반되지 아니한다고 판시함(원고 승소)

2) 제 2 판결 사건

① 주요 사실 관계 및 쟁점

ⓐ 액수를 지급 직전 노사 협의를 통해 정하기로 한 김장 보너스의 통상 임금 해당 여부

ⓑ 특정 시점에 재직 중인 근로자에게만 지급하기로 한 것으로 볼 여지가 있는 설, 추석 상여금, 하계 휴가비, 선물비, 생일자 지원금, 개인 연금 지원금, 단체 보험료 등의 통상 임금 해당 여부

② 원심의 판단(대전 고등 법원 2012. 9. 21 선고 2011나 6388임금)

위 각 금품 모두 통상 임금에 해당하고, 이를 통상 임금에서 제외하기로 한 노사합의는 근로 기준법에 위반되어 무효이며 근로자가 그 무효를 주장하며 추가 임금을 청구하는 것이 신의칙에 반하지 아니함(원고 일부 승소)

(5) 통상 임금의 개념과 요건 및 판단 기준

1) 통상 임금

① 통상 임금의 개념

ⓐ 통상 임금이란 근로 계약에서 정한 근로를 제공하면 확정적으로 지급되는 임금

ⓑ 명칭과 관계없이 통상 임금의 법적인 요건을 갖추면 모두 통상 임금에 해당

② 통상 임금의 기능

ⓐ 연장, 야간, 휴일 근로에 대한 가산임금(초과 근로수당), 해고 예고수당 및 연차 휴가수당 등을 산정하는 기준 임금

ⓑ 근로 기준법상 초과 근로 수당은 통상 임금에 50%를 가산한 150%임

2) 통상 임금의 요건

① 통상 임금의 개념적 징표와 요건

ⓐ 통상 임금은 초과 근로수당 산정 등을 위한 기초 임금이므로 근로자가 근로 계약에 따른 정상적인 근로 시간에 통상적으로 제공하는 근로의 가치를 금전적으로 평가한 것이어야 함(소정 근로의 대가)

– 따라서, 근로 계약에서 정한 근로가 아닌 특별한 근로를 제공하고 추가로 지급받은 임금은 통상 임금이 아님

ⓑ 또한 근로자가 실제로 초과 근로를 제공하기 전에 미리 확정되어 있어야 함(그래야만 실제 초과 근로가 제공될 때 사전에 확정된 통상 임금을 기초로 하여 가산 임금을 곧바로 산정할 수 있기 때문임)

ⓒ 통상 임금의 요건

- 근로의 대가로서의 임금이 정기성, 일률성, 고정성을 모두 갖추고 있어야 통상 임금에 해당함(대법원이 그간 판시해 온 법리와 동일함)

② 정기성 요건

ⓐ 정기성의 의미

- 미리 정해진 일정한 기간마다 정기적으로 지급되는 임금이어야 함

ⓑ 1개월(1임금 산정 기간)을 초과하는 기간마다 지급되는 임금

- 어떤 임금이 1개월을 초과하는 기간마다 지급이 되더라도 일정한 기간마다 정기적으로 지급되는 것이면 통상 임금에 포함될 수 있음
- 그간 논란이 있어왔던 쟁점이지만 대법원 1996. 2. 9 선고 94다 19501 판결 이후 일관된 판시 내용

정기 상여금의 경우

- 보통 근로의 대가를 1개월에 한 번씩 월급으로 받지만 정기 상여금은 월급과 달리 2개월마다 지급하는 회사도 있고, 분기마다 지급하는 회사도 있고, 1년마다 지급하는 회사도 있을 수 있음

- 이처럼 상여금이 월급과는 달리 2개월 마다, 3개월 마다, 6개월 마다, 1년 마다 등으로 지급이 되더라도 정기적으로만 지급이 되면 정기성을 갖춘 것임
- 따라서, 1개월을 초과하는 기간마다 지급되는 것이 일반적인 정기 상여금도 통상 임금이 될 수 있음

③ 일률성 요건 해설

ⓐ 일률성의 의미

- '모든 근로자'또는 '일정한 조건이나 기준에 달한 모든 근로자'에게 일률적으로 지급되어야 통상 임금이 될 수 있음

ⓑ '일정한 조건이나 기준에 달한 모든 근로자'의 의미

- 모든 근로자에게 지급되는 것은 아니더라도 일정한 조건이나 기준에 달한 근로자들에게는 모두 지급되는 것이면 일률성이 인정됨
- 따라서, 여기서 '일정한 조건'이란 시시때때로 변동되지 않는 고정적인 조건이어야 함
- 휴직자나 복직자, 징계 대상자에게는 지급이 제한되어 있는 임금의 일률성(휴직자나 복직자 또는 징계 대상자 등에 대하여 특정한 임금의 지급이 제한되어 있더라도 이는 해당 근로자의 개인적인 특수성을 고려한 것일 뿐이므로 정상적인 근로관계를 유지하고 있는 근로자에 대하여 그 해당 임금의 일률성이 부정되지는 아니함. 즉, 그 해당 임금도 통상 임금이 될 수 있음)
- 가족 수당
  - 통상 임금이 소정 근로의 가치를 평가한 개념이므로 '일정한 조건 또는 기준'은 '근로'와 관련된 조건이어야 함

- 따라서, '부양가족이 있는 근로자'에게만 지급되는 가족 수당은 그 조건이 근로와 무관하므로 통상 임금이 아님
- 다만, 모든 근로자에게 기본 금액을 가족 수당 명목으로 지급하면서 실제로 부양가족이 있는 근로자에게는 일정액을 '추가로'지급하는 경우, 그 기본 금액은 모든 근로자에게 일률적으로 지급되는 근로의 대가와 같으므로(명목만 가족 수당에 불과)통상 임금에 해당함(추가 지급되는 가족 수당은 통상 임금이 아님)

④ 고정성 요건 해설

ⓐ 고정성의 의미

- 고정성 : 초과 근로를 제공할 당시에 그 지급 여부가 업적, 성과 기타 추가적인 조건과 관계없이 사전에 이미 확정되어 있는 것이어야 고정성이 인정됨
- 따라서, 고정적인 임금이란 명칭을 묻지 않고, 소정 근로 시간을 근무한 근로자가 그 다음날 퇴직한다 하더라도 근로의 대가로 당연하고도 확정적으로 지급받게 되는 최소한의 임금을 의미함
- 통상 임금인지 여부를 판단함에 있어 가장 핵심적인 쟁점
- 일반적인 정기 상여금의 경우 이미 정기적인 지급이 확정되어 있기 때문에 고정성이 인정됨

ⓑ 고정성이 없다는 것의 의미

- 근로 제공 이외에 추가적인 조건이 충족되어야 지급되는 임금이나 그 충족 여부에 따라 지급액이 달라지는 임금 부분은 고정성이 없어 통상 임금이 아님
- 여기서 '추가적인 조건'이란 '초과 근무를 하는 시점에 성취 여부가 불분명한 조건'을 의미함

- 다만, 그 조건에 따라 달라지지 않는 부분만큼은 고정성이 있어 통상 임금이 될 수 있음을 유의해야 함
- 실제 근무 성적에 따라 지급 여부나 지급액이 달라지는 성과급과 같은 임금이 고정성이 없어 통상 임금이 될 수 없는 대표적인 경우(다만, 이 경우에도 최소한도로 보장되는 부분만큼은 근무 성적과 무관하게 누구나 받을 수 있는 고정적인 것이므로 통상 임금이 될 수 있음

⑤ 통상 임금의 요건 및 판단 기준 종합

야간, 휴일, 연장 근무 등 초과 근로 수당 산정 등의 기준이 되는 통상 임금이 되기 위해서는 초과 근무를 하는 시점에서 판단해 보았을 때 근로 계약에서 정한 근로의 대가로 지급될 어떤 항목의 임금이 일정한 주기에 따라 정기적으로 지급이 되고(정기성), '모든 근로자'나 '근로와 관련된 일정한 조건 또는 기준에 해당하는 모든 근로자'에게 일률적으로 지급이 되며(일률성), 그 지급 여부가 업적이나 성과 기타 추가적인 조건과 관계없이 '사전에 이미 확정되어 있는 것'(고정성)이어야 하는데, 이러한 요건을 갖추면 그 명칭과 관계없이 통상 임금에 해당함

3) 통상 임금인지 여부가 문제되는 경우(판단 기준의 구체적인 적용)

① 근속 기간에 따라 달라지는 임금(근속 수당 등)

ⓐ 일정한 근속 기간 이상을 재직할 것을 지급 조건으로 하거나 또는 근속 기간에 따라 임금 계산 방법이 다르거나 지급액이 달라지는 임금이 통상 임금인지 여부

ⓑ 일률성 판단

- 모든 근로자에게 일률적으로 지급되는 임금이 아니라, '근속 기간'이라는 조건에 따라 임금이 달라지므로 일률성이 있는지가 문제 됨
- 근속 기간은 근로자의 숙련도와 밀접한 관련, 일률성에 있어서 '근로와 관련된 일정한 조건 또는 기준'에 해당하고 그 조건 또는 기준을 충족한 모든 근로자에게 지급되는 임금이므로 일률성이 인정됨

ⓒ 고정성 판단

- 초과 근로를 하는 시점에서(통상 임금 산정이 필요한 시점) 보았을 때, 그 근로자의 근속 기간이 얼마나 되는지는 이미 확정되어 있는 사실이지, 성취 여부가 불확실한 조건이 아님
- 따라서, 고정성 인정됨

ⓓ 결론 : 이와 같은 근속 수당은 통상 임금에 해당함

② 근무일수에 따라 달라지는 임금

ⓐ 매 근무일마다 일정액을 지급하기로 한 임금(일할계산 임금)

- 매 근무일에 근로를 제공하기만 하면 일정액을 지급받기로 확정되어 있음
- 통상 임금에 해당함

ⓑ 일정한 근무일수를 채워야만 지급되는 임금

- 근로 제공 이외에 일정 근무일수를 채워야 한다는 추가적인 조건 달성이 필요하므로, 초과 근로를 제공하는 시점에서 확정할 수 없는 불확실한 조건에 해당하여 고정성이 없어 통상 임금이 아님

- 즉, 초과 근로를 제공하는 시점에서는 근로자가 그 근무일수를 다 채워서 그에 해당하는 임금을 받을 수 있을지 여부가 불확실 함

③ 특정 시점에 재직 중인 근로자에게만 지급되는 임금

ⓐ 근로자가 정해진 근로 제공을 했는지 여부와 무관하게 지급일 기타 특정 시점에 재직 중인 근로자에게만 지급하기로 정해져 있는 임금

- 특정 시점 재직 중일 것이 임금을 받을 자격 요건

ⓑ 그 전까지 근로를 제공했던 사람이라도 그 시점에 재직하지 않으면 지급받지 못하고, 그 시점에 재직 중인 사람은 그 전까지의 근로 제공 내용을 묻지 않고, 모두 이를 지급하는 것이 보통인 임금

ⓒ 통상 임금이 아님

- 근로와 무관하게 재직만이 지급 조건이므로 소정 근로의 대가로 보기 어려움
- 초과 근로를 제공하는 시점에서 보았을 때 그 근로자가 그 특정 시점에 재직하고 있을지 여부는 불확실하기 때문에 고정성이 없음(그 특정 시점이 도래하기 전에 퇴직하면 당해 임금을 전혀 지급받지 못하기 때문)
- 다만, 근로자가 특정 시점 전에 퇴직하더라도 그 근무일수에 비례한 만큼의 임금을 받을 수 있다면(일할 계산 등으로), '근무일수에 비례하여 지급되는 한도에서는'당연히 통상 임금임

ⓓ 구체적인 사례

- 예컨대, 짝수 달마다 상여금을 지급하고 이와 별도로 추석과 설날에 명절 상여금을 지급하기로 하였는데 2달마다 지급되는 상여금은 퇴직시에 일할 계산하여 지급하기로 하였지만

명절 상여금은 명절이 되기 전 퇴직한 사람에게는 지급하지 않기로 한 경우

- 2달마다 지급되는 상여금은 지급 여부가 확정되어 있고 상여금 지급 시점에 퇴직하더라도 근무일수에 비례하여 근무일수 만큼을 지급하기 때문에 통상 임금임
- 명절 상여금은 퇴직하면 전혀 지급받지 못하기 때문에 초과 근로를 제공하는 시점에서 보았을 때 그 근로자가 명절날 재직하고 있을지 여부가 불확실하므로(사전에 확정되어 있지 아니하므로)통상 임금이 아님

ⓔ 이 판결 사건의 경우(제 2판결 사건)

- 이 사건 회사의 설, 추석 상여금, 하계 휴가비, 선물비, 생일자 지원금, 개인 연금 지원금, 단체 보험료 등은 특정 시점에 재직 중인 근로자에게만 지급하기로 한 것으로 볼 여지가 있음에도 불구하고, 이에 대한 추가 심리 없이 이를 통상 임금으로 인정한 원심은 심리가 미진하므로 파기함

④ 특수한 기술, 경력 등을 조건으로 하는 임금

ⓐ 특수한 기술의 보유나 특정한 경력의 구비가 임금 지급의 조건인 경우(기술 수당, 자격 수당, 면허 수당 등)

ⓑ 특수한 기술이나 경력이라는 '근로와 관련된 일정한 조건 또는 기준에 해당하는 모든 근로자'에게 일률적으로 지급이 되므로 일률성 요건 충족

ⓒ 근로자가 초과 근로를 제공하는 시점에서 보았을 때 해당 기술의 보유나 특정한 경력의 구비 여부가 이미 확정되어 있기 때문에 고정성이 인정됨

ⓓ 통상 임금에 해당함

⑤ 근무 실적에 좌우되는 임금

ⓐ 성과급

- 특정 기간 근무실적을 평가하여 이를 토대로 지급 여부나 지급액이 결정되는 임금
- 초과 근로를 제공하는 시점에서 근무 실적에 대한 평가와 그에 따른 성과급 지급 여부 및 지급액이 확정되어 있지 아니함
- 사전에 확정될 수 없는 사실을 조건으로 하기 때문에 고정성이 인정되지 않아 통상 임금이 아님

ⓑ 최소한도가 보장되는 성과급

- 다만, 근무 실적에서 최하등급을 받더라도 최소한의 일정액은 보장되는 경우라면, 그 최소한도의 금액만큼은 받는 것이 확정되어 있기 때문에 고정적인 임금으로서 통상 임금에 해당함

4) 이 판결 사안의 경우(제 1판결 사건)

① 이 사건 회사의 정기 상여금 지급 기준

ⓐ 짝수 달(2개월 주기)에 상여금을 지급함

ⓑ 다만, 근속 기간이 2개월 초과한 근로자에게는 전액을 지급하고, 근속 기간이 1개월~2개월인 근로자나 휴직자 등에게는 지급 대상 기간 중 해당 구간에 따라 미리 정해 놓은 비율대로 상여금을 지급함

ⓒ 중간에 퇴직한 근로자에게도 근무 일수에 따라 일할 계산하여 지급함

② 통상 임금 해당 여부에 대한 판단

ⓐ 이 사건 회사의 1임금 산정 기간인 1개월을 초과한 2

개월마다 지급되더라도 정기적으로 지급되었기 때문에 정기성 요건 충족

ⓑ 또한, 그 지급 여부 및 지급액이 이미 모든 근로자에게 일률적으로 확정되어 있기 때문에 일률성과 고정성 인정

ⓒ 근속 기간에 따라 달리 지급되므로(2개월 기준) 일률성이 없거나 사전에 확정되어 있지 않은 임금으로 오인할 수 있으나 초과 근로를 하는 시점(통상 임금 산정이 필요한 시점)에서 볼 때 해당 근로자가 2개월의 근속 기간을 채우고 있는지 여부는 이미 확정되어 있는 사실이고, 중간 퇴직자에게도 근무일수에 비례하여 상여금을 지급하므로 일률성과 고정성이 인정됨

ⓓ 위에서 설명한 바와 같이 휴직자에 대한 특별한 취급도 해당 개인의 특수한 사정을 고려한 것에 불과하므로 통상 임금성 인정에 장애 사유가 되지 않음

ⓔ 따라서, 이 사건 정기 상여금은 통상 임금에 해당함

구체적인 사례

- 근무 실적을 A, B, C로 평가하여 최하 C등급은 100만원, B등급은 200만원, A등급은 300만원의 성과급을 지급하기로 하였다면 최소 100만원은 보장되므로 100만 원 만큼만 통상 임금, 나머지는 통상 임금이 아님
- 근무 실적을 A, B, C로 평가하여 최하 C등급은 0원, B등급은 200만원, A등급은 300만원의 성과급을 지급하기로 하였다면, C등급을 받을 경우 성과급이 없기 때문에 위 회사의 성과급은 전부 통상 임금이 아님

③ 전년도 근무 실적으로 다음 해에 지급되는 성과급

- 전년도 근무 실적에 따라 당해 연도에 성과급의 지급 여부나 지급액을 정하는 경우에는 초과 근무를 제공하는 시점인 당해 연도에는 그 성과급의 지급 여부나 지급 액수가 확정되어 있으므로(전년도 근무 실적에 따른 성과급이 이미 확정되어 있기 때문) 고정성이 있어 통상 임금에 해당함
- 단, 전년도에 지급해야 할 것을 그 지급시기만 늦춘 것에 불과한 것일 경우에는 일반적인 성과급과 마찬가지이므로 고정성이 없어 통상 임금이 아님

5) 지급 액수가 확정되어 있지 않은 김장 보너스(제 2판결 사건 사안)

① 사안

- 단체 협약상 '김장철에 김장 보너스를 지급하며, 지급 금액은 노사 협의하여 지급한다.'라고 되어 있고, 매년 김장 보너스 지급 직전에 노사 협의를 통해 그 금액이 정해졌는데 금액이 일정하지 않았던 경우

② 통상 임금 해당 여부

- 초과 근로를 제공하는 시점에서 노사 협의에 따른 그 지급 액수를 확정할 수 없으므로 사전에 이미 확정되어 있는 임금이 아님
- 고정성이 없으므로 통상 임금이 아님

(6) '통상 임금 제외 합의'의 유효성과 추가 임금 청구

1) 법률상 통상 임금을 통상 임금 산정에서 제외하기로 한 노사 합의의 유효성 : 무효
   ① 근로 기준법이 정한 기준보다 낮은 임금 등 불리한 근로 조건 계약은 무효(그로 기준법 제 15조 참조)
   ② 따라서, 법률상 통상 임금에 해당하는 정기 상여금 등의 임금을 통상 임금에서 제외하기로 노사기 합의하였다 하더라도 위 합의는 근로 기준법에 위반되어 무효임

2) 추가 임금 청구 가능
   ① 위와 같은 합의가 무효이므로 법률상 통상 임금에 해당하는 임금을 통상 임금 산정에 포함시켜 다시 초과 근로수당을 계산한 다음 소급하여 이미 지급받은 것과의 차액을 추가 임금으로 청구할 수 있는 것이 원칙이나 정기 상여금에 기초한 추가 임금 청구는 신의칙에 의해 제한되는 경우가 있음
   ② 통상 임금 제외 합의가 아예 없었던 사업장의 경우에는 당연히 통상 임금으로 산정되지 아니한 정기 상여금 등을 포함시켜 계산한 차액을 추가 임금으로 청구할 수 있음
   ③ 다만, 사용자가 소멸 시효 항변을 할 경우 최종 3년분만 인정 가능

(7) 정기 상여금에 기한 추가 임금 청구와 신의칙 적용

1) 이 판결(제 1판결 사건)의 판시 내용 요지

① 법률상 통상 임금에 해당하는 정기 상여금 등을 통상 임금 산정에서 제외하기로 하는 노사합의는 근로 기준법에 위반되므로 무효이지만, '정기 상여금'에 있어서 노사가 그 간의 사회적 인식과 근로 관행에 따라 통상 임금에 해당하지 않는다고 신뢰하여 이를 통상 임금 산정에서 제외하기로 합의하고, 이를 토대로 임금 총액과 다른 근로 조건을 정한 경우에

ⓐ 임금에 관한 노사 합의시 기업의 한정된 수익 내에서 세부 항목별이 아닌 임금 총액을 기준으로 임금 등을 정하는 것이 일반적이고,

ⓑ 노사가 정기 상여금이 통상 임금에 해당함을 알았다면 다른 조건 등을 변경하여 합의된 종전 총액과 실질적인 차이가 엇도록 조정하였을 것이며,

ⓒ 만약, 정기 상여금이 통상 임금 산정에서 제외된 부분만을 무효로 주장하면서 근로자가 추가 임금을 청구할 수 있다면 근로자는 임금 협상 당시 노사가 서로 합의한 조건에 따른 임금을 모두 지급받으면서 다른 한편으로는 그 합의된 조건이 무효임을 주장하며 기업의 한정된 수익을 넘는 추가 임금을 지급받게 되는 결과가 되므로, 근로자의 추가 청구로 인해 사용자 측이 예기치 못한 과도한 재정적 지출을 부담하게 됨으로써 기업에 중대한 경영상 어려움을 초래하게 되는 것은

정의와 형평 관념에 비추어 용인될 수 없으므로 이러한 경우에 한해서는 근로자의 추가 임금 청구가 신의성실의 원칙에 위반되어 허용될 수 없음

ⓓ 즉, 이러한 경우에는 정기 상여금을 통상 임금 산정에 포함시켜 다시 계산한 통상 임금을 기초로 소급하여 초과 근로수당 차액을 청구할 수가 없음

2) 위와 같은 경우 추가 임금 청구가 신의칙에 위반되는 상세 근거

① 임금 협상에 있어서 노사의 자율적인 의사

ⓐ 기업의 지속적인 존립과 성장은 노사 모두 함께 추구하여야 할 공동 목표임

ⓑ 따라서, 노사는 기업의 한정된 수익을 기초로 하여 상호 적정하다고 합의된 범위 내에서 임금을 정하는 임금 협상을 하는 것이 당연하고 노사 양측 모두 기업 재정에 심각한 타격을 주어 경영상 어려움을 초래하거나 기업의 존립 기반을 위태롭게 하면서까지 임금을 인상할 생각은 없었을 것임

② '정기 상여금을 통상 임금 산정에서 제외한 노사 합의'가 우리나라의 임금 협상 관행에 따른 일반적인 모습

ⓐ 우리나라는 노사가 임금 협상을 할 때 임금 총액을 기준으로 인상률을 정하고 기본급, 정기 상여금, 각종 수당, 초과 근로수당 등 세부 항목의 지급 기준과 액수

는 임금 총액과 별도로 정하는 것이 아니라 그 인상된 총액에 맞게 할당하여 배정하는 것이 일반적(임금 총액과 각 세부 항목이 상호 밀접한 견련 관계)

ⓑ 또한, 대부분의 기업에서 정기 상여금은 그 자체로 통상 임금에 해당하지 않는다는 전제하에서 임금 협상을 할 때 정기 상여금을 통상 임금에서 제외하기로 합의하는 실무가 장기간 계속되어 왔고, 이러한 노사 합의는 이미 일반화된 관행으로 정착되었음

ⓒ 원래 '상여금'이 통상 임금이 아닌 포상적인 성과급에서 시작된 것이고 현재도 상여금 명목으로 지급되는 금원 중 상당수가 통상 임금이 아니거나 성격이 불분명한 금품인 점, 고용 노동부의 '통상 임금 산정 지침'이 1988년 제정된 이후 일관되게 정기 상여금은 통상 임금이 아니라고 예시해 오고 있는 점, 대법원 판례상으로도 2012년 '금아 리무진 판결'이 선고되기 전까지는 상여금의 통상 임금성을 부정한 판결들만 있었고 명시적으로 정기 상여금이 통상 임금이라고 인정한 판결이 없었던 점 등이 모두 위와 같은 관행의 원인이라고 볼 수 있음

③ 그러나, 이와 같은 관행이 없었다면 즉, 노사가 정기 상여금도 통상 임금에 해당할 수 있다는 점을 인식하였다면 기본급의 인상률을 낮추거나 정기 상여금과 수당의 지급 형태와 조건을 변경하는 등의 조치를 취하여 임금 총액을

"기업의 한정된 수익에 기초하여 합의한 임금 총액의 범위 내"로 조정하여 결과적으로 정기 상여금이 통상 임금에 포함될 경우와 실질적인 차이가 없도록 이를 다시 맞추었을 것임(즉, 노사가 정기 상여금도 통상 임금에 해당할 수 있다는 점을 알았다면 종래 임금 협상에서 합의한 내용과 같은 노사 합의를 하지 않았을 것이라는 의미)

④ 그럼에도 불구하고 전체 노사 합의 중 기본급 인상률, 정기 상여금과 각종 수당의 액수 및 지급 조건 등은 그대로 놔둔 채 통상 임금 제외 합의만을 무효로 하여 정기 상여금을 통상 임금 산정에 포함시켜 초과 근로수당을 다시 산정하고, 추가 법정 수다의 청구를 할 수 있도록 한다면 근로자는 임금 협상 당시 노사가 서로 양해한 전제나 기초 아래 기업의 한정된 수익을 감안하여 결정된 임금을 모두 지급 받으면서 다른 한편으로는 그 전제나 기초가 무효임을 주장하며 기업의 한정된 수익을 넘는 추가적인 임금을 지급받게 되는 결과가 되고, 또한 사용자로서는 "임금 협상을 거쳐 노사가 합의한 임금 총액의 범위를 훨씬 초과하는"예상치 못한 과도한 지출을 하게 되는데 이는 형평에 어긋나는 것임

⑤ 또한, 노사 모두가 임금 협상을 할 당시에는 전혀 생각하지 못한 사유를 내세워 근로자 측이 추가 법정 수당을 청구하여 예상외의 이익을 얻으려 하다가 기업으로 하여금

(기업의 한정된 수익을 기초로 노사가 합의한 임금 총액의 범위를 훨씬 초과하는)예상치 못한 새로운 재정적 부담을 지게 하여 중대한 경영상의 어려움을 초래하거나 기업의 존립을 위태롭게 한다면 종국적으로는 근로자들이 일자리를 잃게 되는 등 그 피해가 근로자에게까지 미칠 수 있음

⑥ 이와 같은 결과는 아무에게도 도움이 되지 않는 것으로서 정의와 형평의 관념에 비추어 신의에 현저히 반하고 도저히 용인될 수 없음이 분명하다고 판단됨

⑦ 따라서, 이와 같은 경우에는 근로자 측이 추가 임금 청구가 신의칙상 허용될 수 없다는 것임

3) 신의칙이 적용되어 추가 임금 청구가 허용되지 않는 경우(신의칙 적용의 요건)

① 정기 상여금에만 적용 가능(그 밖의 임금은 신의칙 적용 여지없음)

② 노사가 정기 상여금이 통상 임금에 해당하지 않는다고 신뢰한 상태에서 이를 통상 임금에서 제외하는 합의를 하고 이를 토대로 임금 인상 등 임금 조건을 정하였을 것

ⓐ 이와 같은 합의에는 단체 협약 등 명시적인 합의 이외에도 묵시적 합의나 근로 관행도 포함됨

ⓑ 이 판결로 그와 같은 노사 합의가 무효임이 선언된 이후에는 그와 같은 신뢰가 있을 수 없음이 명백하므로 신의칙 법리는 이 판결 이후의 합의에는 적용될 수 없음

③ 이후 근로자가 그 합의의 무효를 주장하며 추가 임금을 청구할 경우 그로 인해 예측하지 못한 새로운 재정적 부담을 떠안을 기업에게 중대한 경영상 어려움을 초래하거나 기업의 존립이 위태롭게 될 수 있다는 사정이 있을 것

추가적인 재정적 부담이 그 정도에 이르지 않는 경우는 신의칙 적용 불가

4) 이 판결 사안의 경우(제 1판결 사건) : 신의칙 위배되는지 여부에 대한 심리가 미진

① 피고 회사와 노동조합은 이 사건 상여금이 통상 임금에 해당한다는 점을 인식하지 못한 채 통상 임금에서 배제하는 내용의 단체 협약 체결하였음

② 위 단체 협약에 따른 통상 임금 기준을 조합원이 아닌 관리직 직원들에게도 적용하는 것에 대하여 피고 회사와 관리직 직원들 사이에 명시적 또는 묵시적인 노사합의 내지 관행이 있었던 것으로 볼 여지 있음

③ 이 사건 상여금(짝수 달에 지급되는 상여금)은 연 600%이고, 피고 회사의 직원 수는 생산직만 400여 명으로서 이 사건 상여금이 통상 임금에 산입될 경우 근로자들은 당초 노사가 임금 협상 등을 통하여 받은 이익을 초과하는 예

상외의 이익을 기대할 수 있게 되는 한편(피고 측에서는 이 사건 상여금이 통상 임금으로 산입될 경우, 전년도 대비 근로자 1인의 실질 임금 인상률이 2배 넘게 상승하고 2010년도 당기순이익의 99.8% 상당을 생산직 근로자들에게 추가로 지급해야 한다고 주장함), 피고 회사로서는 예측하지 못한 새로운 재정적 부담을 지게 되어 중대한 경영상의 어려움을 초래한다고 볼 수 있는 사정이 상당히 드러나 있음

④ 그런데, 원심은 원고의 추가 임금 청구가 신의칙에 위배되는지 여부를 판단할 수 있는 여러 사정들(피고 회사의 임금 협상 실태, 피고 회사와 관리직 직원들 사이의 통상 임금 배제합의 존부, 통상 임금 재산정시 피고 회사의 추가 부담액 및 전년 대비 실질 임금 인상율과 과거 수년간의 평균치, 피고의 재정 및 경영 상태 등)에 대한 심리를 다하지 않았으므로 추가 심리를 위해 파기 환송 함

⑤ 이와 같이 대법원이 원심의 심리가 부족하다고 적시한 부분은 추후 같은 유형의 소송에 있어서 중점적인 심의 대상이 될 것으로 보임

5) 참고 : 신의 성실의 원칙이란?

① 법률관계 당사자는 상대방의 이익을 배려하여야 하고, 형평에 어긋나거나 신뢰를 저버리는 내용 또는 방법으로 권리 행사를 해서는 아니 된다는 근대사법의 대원칙으로서 모든 법 영역에 적용될 여지가 있는 추상적인 일반 규범임

② 근로관계에 관한 강행 법규 위반 사안에서 신의칙을 이유로 근로자 측의 강행 법규 위반 무효 주장을 배척한 사례로는 대법원 2003. 7. 11 선고 2003다 14935 판결(노동조합법 위반 사례)이 있음

③ 일반 민사법 영역에서 강행 법규 위반으로 인한 무효 주장을 신의칙을 근거로 배척한 사례로는 대법원 2010. 10. 14 선고 2010다 54788 판결(사립학교법 위반 사례)과 대법원 1980. 11. 1 선고 80다 191 판결(농지 개혁법 위반 사례)이 있음

(8) 이 판결에 따른 주요 법률관계 정리

1) 근로자는 이 판결이 제시한 기준에 따라 법률상 통상 임금에 해당하는 임금을 통상 임금 산정에 포함하여 다시 계산한 추가 임금을 청구할 수 있음

2) '노사합의'로 법률상 통상 임금에 해당하는 임금을 통상 임금에서 제외시킨 경우에도 그러한 노사 합의는 무효이므로 추가 임금을 청구할 수 있는 것이 원칙이나 정기 상여금에 기한 추가 임금 청구는 다음과 같이 신의칙에 의해 제한될 수 있음

3) (신의칙상 정기 상여금에 기초한 추가 청구가 허용되지 않는 경우)

① 정기 상여금의 경우에

② 이 판결로 정기 상여금을 통상 임금에서 제외하는 노사 합의가 무효임이 명백하게 선언되기 이전에 노사가 정기 상여금이 통상 임금에 해당하지 않는다고 신뢰한 상태에서 이를 통상 임금에서 제외하는 합의를 하고 이를 토대로 임금 등을 정하였는데 근로자가 그 합의의 무효를 주장하며 추가 임금을 청구할 경우 예측하지 못한 새로운 재정적 부담을 떠안게 될

③ 기업에게 중대한 경영상 어려움을 초래하거나 기업의 존립 자체가 위태롭게 된다는 사정이 인정된다면(신의칙 적용의 요건), 추가 임금의 신의칙에 반하여 허용되지 아니함

④ 정기 상여금에 한정된 문제임(그 밖의 임금은 신의칙 적용 여지없음)

⑤ 통상 임금 제외 합의가 없거나 합의를 하였더라도 위와 같은 사정들이 인정되지 않는다면 신의칙 적용되지 않으므로 추가 임금을 청구할 수 있음.

(9) 본 전원 합의체 판결에 따라 변경 하여야 할 대법원 판결

1) 대법원 1996. 3. 22 선고 95다 56767 판결

① 근속 수당의 지급 조건에 일정 근무 일수를 기준으로 그 미만은 일할 계산하여 지급하고, 그 이상은 전애 R지급하기로 정해진 경우 고정성 없다고 통상 임금 부정한 판결

② 본 전원 합의체 판결이 제시한 기준에 의하면 일할 계산하여 지급되는 최소한도의 임금은 고정적인 임금이므로 이에 배치되는 범위 내에서 위 판결 변경함

2) 대법원 2007. 6. 15 선고 2006다 13070 판결 등을 비롯한 같은 취지의 판결들
   ① 문제가 된 복리 후생적 명목의 급여가 지급일 당시 재직 중일 것을 지급 조건으로 하는지 여부에 관하여 심리하지 아니한 채 해당 급여가 단체 협약 등에 의하여 일률적, 정기적으로 지급되는 것으로 정해져 있다는 사정만으로 통상 임금에 해당한다고 판단한 판결들
   ② 이번 전원 합의체 판결이 제시한 기준에 의하면 지급일 당시 재직 중일 것이 지급 조건인 것은 통상 임금이 아니므로 배치되는 범위 내에서 위 판결들을 모두 변경함

통상 임금인지 문제되는 임금 유형별 정리

임금 명목	임금의 특징	통상 임금 해당 여부
기술 수당	기술이나 자격 보유자에게 지급되는 수당(자격 수당, 면허 수당 등)	통상 임금(O)
근속 수당	근속 기간에 따라 지급 여부나 지급액이 달라지는 임금	통상 임금(O)
가족수당	부양가족 수에 따라 달라지는 가족 수당 분	통상 임금(X) (근로와 무관한 조건)
	부양가족 수와 관계없이 모든 근로자에게 지급되는 가족 수당 분	통상 임금(O) (명목한 가족 수당, 일률성 인정)
성과급	근무 실적을 평가하여 지급 여부나 지급액이 결정되는 임금	통상 임금(X) (조건에 좌우됨, 고정성 인정 : X)
	최소한도가 보장되는 성과급	그 최소한도 만큼만 통상 임금(O) (그 만큼은 일률적, 고정적 지급)
상여금	정기적인 지급이 확정되어 있는 상여금(정기 상여금)	통상 임금(O)
	기업 실적에 따라 일시적, 부정기적, 사용자 재량에 따른 상여금(경영 성과 분배금, 격려금, 인센티브)	통상 임금(X) (사전, 미확정, 고정성 인정 : X)
특정 시점 재직 시에만 지급되는 금품	특정 시점에 재직 중인 근로자만 지급받는 금품(명절 귀향비나 휴가비의 경우 그러한 경우가 많음)	통상 임금(X) (근로의 대가 : X, 고정성 : X)
	특정 시점 되기 전 퇴직 시에는 근무 일수에 비례하여 지급되는 금품	통상임금(O) (근무일수에 비례하여 지급되는 한도에서는 고정성 : O)

참고문헌

1. 책은 도끼다. (북하우스 / 박웅현 / 2011)
2. 근성, 같은 운명 다른 태도 (쌤앤파커스 / 조서환 / 2014)
3. 영화 속 미용경영학 (훈민사 / 이범식, 전소현 / 2011)
4. 실전 뷰티경영학 (구민사 / 이범식, 원설아, 김미정 / 2013)
5. 미용 상담 심리 마케팅 (구민사 / 이범식, 전소현 / 2013)
6. 멈추면 비로소 보이는 것들 (쌤앤파커스 / 혜민스님 / 2012)
7. 트렌드 코리아 2014
   (미래의창 / 김난도, 전미영, 이향은, 이준영, 김서영 / 2013)
8. 상식밖의 경제학 (X청림출판 / 댄 애리얼리 / 2008)
9. 남한산성 (학고재 / 김훈 / 2007)
10. 넛지 : 똑똑한 선택을 이끄는 힘
    (리더스북 / 리처드 탈러, 캐스 선스타인 / 2009)
11. 화폐전쟁 3 (펴냄 / 쑹훙빙 / 2011)
12. 화폐전쟁 4 (랜덤하우스코리아 / 쑹훙빙 / 2012)
13. 청소력 (나무한그루 / 마쓰다 마쓰히로 / 2007)
14. 블루오션전략 (교보문고 / 김위찬, 르네 마보안 / 2005)
15. 마키아벨리 (21세기북스 / 김상근 / 2013)
16. 한비자 (북팜 / 최태웅 / 2013)
17. 누구 (은행나무 / 아사이료 / 2013)
18. 트렌드 코리아 2013
    (미래의창 / 김난도, 이준영, 전미영, 이향은, 김서영 / 2012)
19. 의료 마케팅 코드 12 (매니지먼트클리닉 / 홍성진 / 2005)
20. 논문, 참숯을 이용한 두피 관리 및 탈모 개선에 관한 연구
    (건국대학교 산업대학원 향장학과 / 이범식 / 2004)
21. 부자들의 음모 (흐름출판 / 로버트기요사키 / 2010)
22. 마흔 논어를 읽어야 할 시간 (21세기북스 / 신정근 / 2011)
23. 지금 당장 로렉스를 사라 (에버리치 홀딩스 / 사토도미오 / 2011)
24. Daum cafe : 이범식의 뷰티경영사관학교

이범식의 뷰티경영사관학교

2014년 3월 2일 초판 인쇄
2014년 3월 5일 초판 발행

지은이 이범식 전소현
발행인 조규백

발행처 도서출판 구민사

주소 (150-034) 서울특별시 영등포구 문래로 187, 604(영등포동4가, 동서빌딩)
Tel (02)701-7421~2 Fax (02)3273-9642
Http://www.kuhminsa.co.kr
신고번호 제313-1980-3호(1980년2월4일)

ISBN 978-89-7074-899-3 93150

값 20,000원